1時間でわかる

新版

歯科医院の税務入門

小山隆洋／著

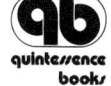

●はじめに

　この本は，歯科医院をこれからはじめようと考えている先生方，あるいはすでに歯科医院を開業している先生方が，ライフサイクルの中で実際に直面する税務上の問題点やこれから遭遇するであろう税務上の問題点を懇切丁寧にやさしく解説したものです。したがって，歯科医院あるいは歯科医師に関連する税務を幅広くとりあげており，「税金の入門の入門書」として利用されることをネライとしています。気軽に読めて，それでいて税金の基本的なシクミがよくわかりますので，気楽に目を通してください。

　税金は，私たちの日常生活とは切っても切れない深い関係があります。毎日額に汗して手にした給料からは所得税が天引きされていますし，息抜きに飲むお酒やタバコにも多額の税金がかかっています。自宅をもてば固定資産税がいや応なしにかかってきますし，死ねばすぐに相続税が追いかけてきます。

　このような税金の歴史は古く，アリストテレスの「経済学」第2巻にも，サトラップの経済ということで通行税，市場税，牧畜税，十分の一税，人頭税などの税金が記されています。また，わが国でも今から1,300年も昔の奈良時代に，すでに人びとに租・庸・調といわれる税金がかけられていました。今日のような近代的な租税制度は，人民の税金負担の重さと貴族や僧侶の免税特権に対する不満が発端となったフランス革命，これに引き続いて起った

はじめに　1

●はじめに

ブルジョア革命により封建制度が崩壊し，確立しました。

一方，税金のムダづかいが新聞報道されるたびに，私たちが汗水たらして働いた中から納めた税金は，"本当にムダなく使われているのだろうか"とか"必要以上に税金を払わされているのではないだろうか"という疑問が生じてきます。

私たちと税金とは，人類の歴史をつうじてえんえんと密接な関係をもってきているものですから，税金を正しく理解し，税金と上手につき合っていくことが賢明なやり方と考えられます。

税法はむずかしいとよくいわれます。また，税金と聞いただけで頭の痛くなる人が多いのも事実です。しかし，世の中が進歩し，社会や経済のシクミが複雑になるにつれて，税法はますます複雑になっています。このため，税金に関する解説書もいやというほど店頭にはんらんしていますが，その多くは専門家のためのむずかしい解説書か，あるいは実務家のためのものであって，素人にはわかりづらいものとなっています。

そこでこの本では，図表やイラストをふんだんに取り入れて，常識として知っておくべき税金の基礎知識や身近な問題をわかりやすく解説しています。また，この本は，歯科医師が個人医院を開業し，それを法人化し，次の世代に引き渡すというストーリーで組み立てられています。したがって，いろいろな世代の先生方

● はじめに

に，必要な箇所をひろい読みしていただけるような構成となっています。どこから読みはじめてもよくわかり，この本を一冊マルゴト読めば，歯科医師が人生で遭遇するであろう税務上の基本的な問題点の解答がわかるような内容になっています。

第1章──「税金とはなにか」を知っていただくために，税金の種類や税法の体系，あるいは青色申告や税務調査など，税金の基本的なシクミをわかりやすくまとめてあります。

第2章──勤務歯科医師をやめ，はじめて個人歯科医院を開業するときに遭遇するいくつかの事項をとり上げています。

第3章──個人医院を開業している先生方が，毎年の所得計算をするために知っておきたい所得税のシクミをまとめています。

第4章──個人医院の経営も安定し，そろそろ法人化を考えている先生方のために，一人医師医療法人とは何か，法人移行時に気をつけたい税務上の問題点は何かを説明しています。

第5章──一人医師医療法人の運営に関連して発生する法人税の問題で，知っておくと便利な事項をとり上げています。

第6章──人生の最終ステージである相続を円滑に行うために知っておきたい，相続の知識と相続税のシクミを解説しています。

第7章──自分の財産を上手に後継者に譲るためには，贈与を利用するのが一番ですが，その基礎知識が書かれています。

●はじめに

 私たちの生活は，税金を無視して考えることができません。また，税金は事業活動をする上でも最大のコストになっており，税金の知識がないがゆえに，不利益をこうむることもしばしばあります。したがって，本書によって，ひとりでも多くの方が，税金についての正しい知識を身につけて，税金と上手につき合っていただけるようになることを，心から祈念しております。

 なお，本シリーズの第1弾『歯科医院の経理入門』，第2弾『歯科医院の経営分析入門』も，おかげさまで大変な好評をいただいております。それだけ，多くの歯科医の先生方が，歯科医院の経営に真剣に取り組んでおられることを，改めて痛感している次第です。

 なお，本書は，平成8年の初版の発行からすでに8年あまりを経過しており，その間に税制も大きく変わっています。当事務所の税理士である石井祐司君とともに旧版の見直しを行い，最新の税法にもとづく説明と新たなトピックスを加え，再度みなさまのお役に立てるよう，このたび改訂版を出すことにいたしました。

 平成17年1月

小　山　隆　洋

●もくじ

第1章 入門：税金の基礎知識 ……………11

1 税金はなぜ必要なのか／12
2 税金にはどんなものがあるか／14
3 税金関係の法律はどうなっているか／16
4 納める税金はだれが計算するのか／18
5 青色申告とはどのような制度なのか／20
6 記帳義務とは具体的にはどんなことか／22
7 青色申告にはさまざまな特典がある／24
8 税金にも時効がある／26
9 税務調査には任意調査と強制調査がある／28
10 税務調査の結果に不服のあるときはどうするか／30
11 医業税制の変遷を見ると／32

第2章 個人医院の開業時に必要な税金の知識 ……………35

1 歯科医院の経営にかかる税金は／36
2 開業時の税務手続にはどんなものがあるか／38

●もくじ

3　自己資金の出所は明らかにしておく／40
4　親族などから開業資金を借りる場合／42
5　親族から土地を借りる場合／44
6　開業準備費用はどうなるか／46
7　医院の開業前に支払う借入金利息の処理／48
8　開業年度は赤字でも青色で申告する／50
9　ＭＳ法人を活用すると／52
10　保証金などの税務上の取扱い／54
11　開院祝いに税金がかかるか／56

第3章　個人医院の所得にかかわる税務………59

1　所得税の計算のシクミはどうなっているか／60
2　医業所得はどう計算するか／62
3　収入区分が必要なワケ／64
4　歯列矯正料の計上時期は／66
5　自家診療はどういう扱いになるか／68
6　必要経費とはなにか／70
7　社会保険診療報酬の特例とは／72

8　特例計算時の必要経費の按分方法／74
9　家族従業員に支払う給与の取扱い／76
10　身内に支払う家賃などの取扱い／78
11　必要経費とならない費用とは／80

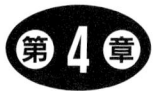

一人医師医療法人の設立に関する税務　…………83

1　医療法人とはどのようなものか／84
2　医療法人の税務上の取扱い／86
3　一人医師医療法人の設立手続き／88
4　法人化したときの税務上のメリット／90
5　医療法人設立年度の税務はどうなるか／92
6　出資者にも税金がかかる場合がある／94
7　設立される医療法人に贈与税がかかる場合がある／96
8　専従者の給与はどうなるのか／98
9　個人医院時代の従業員の退職金の取扱い／100
10　減価償却資産の取扱い／102
11　医療法人設立後の税務関係の手続き／104

●もくじ

12　出資額限度法人とはどのようなものか／106
13　出資額限度法人をめぐる税務／108

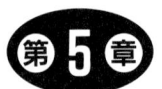

一人医師医療法人の運営に関する税務 ……………111

1　法人税はどうやって計算するのか／112
2　法人税の申告はいつするのか／114
3　一人医師医療法人にも特例計算が認められている／116
4　役員の報酬と賞与の取扱い／118
5　役員報酬は遡及して増額支払できる／120
6　医薬品などの仕入値引きと割戻し／122
7　交際費には損金にならない部分がある／124
8　寄付をするとどうなるか／126
9　引当金というのは何か／128
10　事業税の特例について／130
11　消費税のシクミと計算方法／132

●もくじ

第6章 知っておきたい相続税の知識……135

1　相続税はなぜかかるのか／136
2　どれくらいの財産があると相続税がかかるのか／138
3　相続税がかかる4つのケース／140
4　相続税はだれにかかるのか／142
5　相続人とその順位は／144
6　遺産の配分はどのように行うのか／146
7　相続税のかかる財産・かからない財産／148
8　借金と葬式費用は財産から引ける／150
9　相続財産はどう評価するか／152
10　相続税の計算のシクミは／154
11　相続税の申告と納付はどのようにするのか／156

第7章 知っておきたい贈与税の知識……159

1　贈与とはどのようなことか／160
2　贈与税とはどんな税金か／162
3　贈与がトクか相続がトクか／164

●もくじ

4　贈与税がかかるのはどんな場合か／166
5　贈与税がかからないケース／168
6　贈与税はどう計算するか／170
7　夫婦間で住まいを贈与したときの特例／172
8　親子間で住宅取得資金を贈与したときの特例／174
9　相続時精算課税による贈与税の計算／176
10　相続時精算課税の住宅取得資金の特例／178
11　贈与税の申告と納付はいつするのか／180
12　上手な生前贈与のポイント／182
13　医院の経営者の名義を変更すると贈与税がかかる／184

本文イラスト：小川嘉彦

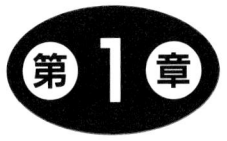

入 門
税金の基礎知識

1 税金はなぜ必要なのか

　わが国の憲法には、「国民は、法律の定めるところにより、納税の義務を負う」と定められています。しかし、「税金は1円たりとも払いたくない」というのが、税金に対する私たちの本当の気持ちかもしれません。せっかく汗水たらして稼いだお金を、なぜ税金として、国や地方公共団体に納めなければならないのか、まず、税金を納めるワケから考えてみましょう。

　私たちの生活は、教育をはじめとして、道路や公園の整備、消防・警察などたくさんの公共サービスによって財産や生命が守られ、成り立っています。また、地震や台風などの災害をできるだけ少なくするために、国や地方公共団体は防災や災害対策にたくさんのお金をかけています。医療や高齢者のための社会保障関係の費用、文化・科学の振興のための費用などもそうです。このような国や地方公共団体の活動のすべては、私たちが納めている税金を財源として運営されているのです。

　つまり、税金とは、私たちが日本という国で生活していくための共通費用を捻出するための会費のようなものといえます。会費である以上、その会員である国民が平等に負担するのが当然ということになります。税金の計算方法や所得の捕捉率などからくる重税感や不公平感はありますが、税金はけっして理不尽に取り立てられているものではなく、自分自身の生活を守るために納めるものだということを知らなければなりません。

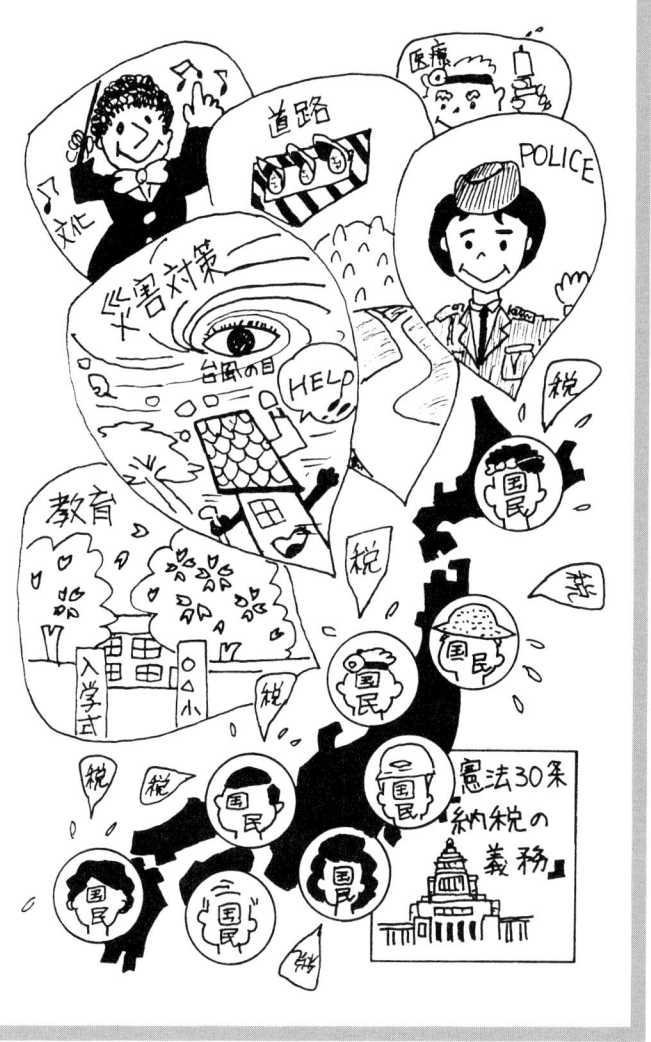

第1章 入門:税金の基礎知識

2 税金にはどんなものがあるか

　税金にはいろいろなものがあります。サラリーマンの給料にかかる税金，医療法人や個人医院の事業利益にかかる税金，不動産の売買や所有に関連してかかる税金，毎日の買い物のときにかかる税金など，実にさまざまです。

　現在，わたしたちが負担している税金の種類は，ほぼ50種類にもなります。税の種類がひとつしかないとすれば税法は簡単なのですが，どこの国でも税の種類はたくさんあります。それは，どんなにすぐれた税であっても，長所と短所があるためです。したがって，どこの国でも，いくつかの税を相互に組み合わせ，弱点を補強して国の財政を賄うことにしているのです。

　これらの税金は，①税金をかけるのが国か地方公共団体かによって国税と地方税に，②税金を納める人と実際に税金を負担する人が同じであるかどうかによって直接税と間接税に，③税金をかける対象が何かによって収得税（収入を得ているという事実に着目して課税するもの）・消費税（商品やサービスなどを消費することに着目して課税するもの）・財産税（財産の所有という事実に着目して課税されるもの）・流通税（財産の移転という事実に着目して課税されるもの）に，そして④税金の使い道が決まっているかどうかによって普通税と目的税に分けられます。

　これらの分類は税金の性質から見たものですが，これを整理すると図のようになります。

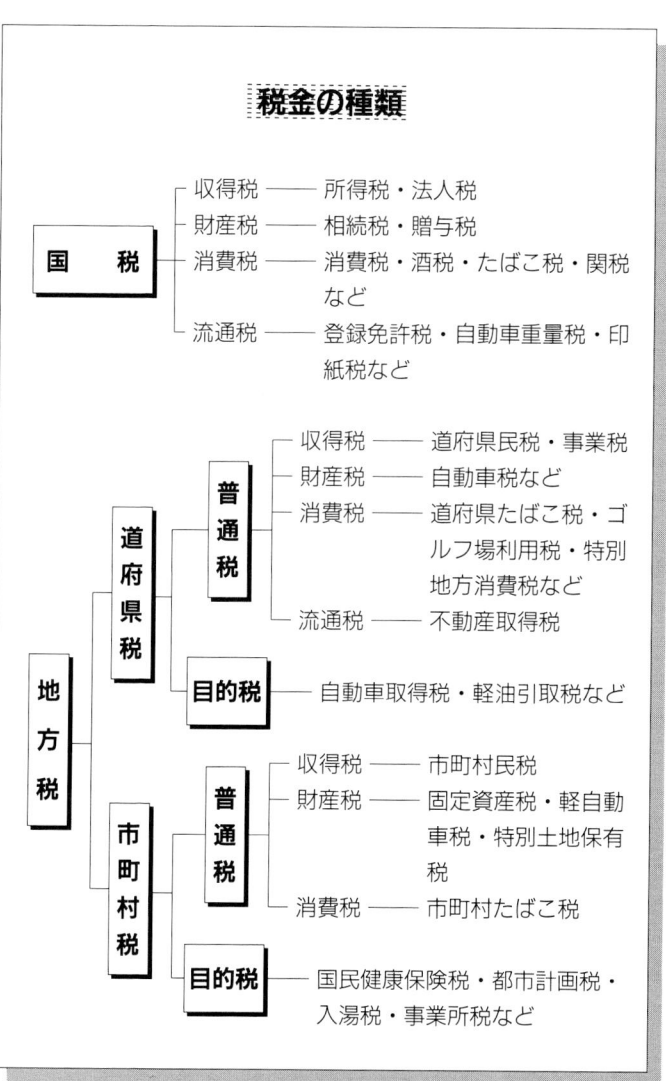

3 税金関係の法律はどうなっているか

　憲法には，国民に新しく税金をかけるときや税制の変更をするときは，法律の形式によって，国会の決議を必要とすると書いてあります。このように，税金は法律によってのみ賦課徴収されるとする原則を「租税法律主義」といい，わが国では，行政機関が勝手に国民に税金を課することは禁止されています。

　国がかける税金のおおまかな体系は図のようになっており，中央の各税法が並んでいる部分が租税実体法といわれる部分です。だれに税を課すか，何に課税するか，どんな基準で課税するかなどが定められ，一税目一税法を原則として法律が定められています。そして，法律で対応しきれない部分を補う命令として，内閣が制定する政令（施行令）と各主務大臣が定める省令（施行規則）とがあります。国税についての共通的な課税手続きなどを定めた国税通則法と，滞納税金についての手続きを定めた国税徴収法は「租税手続法」といわれます。また，税金徴収に不服のある納税者を救済するための行政不服審査法などは「租税救済法」といわれます。このほかに，一定の政策目標を達成するための特例を定めた「租税特別措置法」や国税以外の「地方税法」などがあります。

　税の実務でもうひとつ見落とすことができないものとして，国税庁が下部機関や職員に対し法律の解釈や取扱いなどを示す通達があります。通達は，日常業務に大きな影響力をもちますが，法律ではないので，納税者を拘束するものではありません。

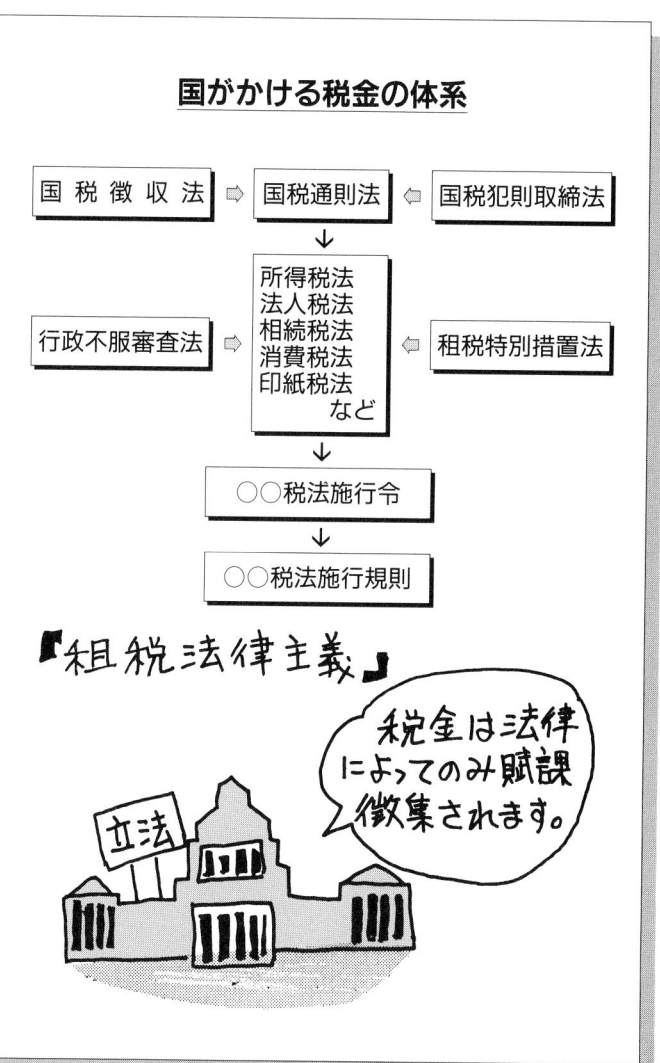

4 納める税金はだれが計算するのか

いままでの説明でわかるように、わが国の憲法には、国民の納税義務と租税法律主義がハッキリと定められています。これを受け戦後の日本においては、「申告納税制度」が税制度の基本となっています。したがって、すべての国民は、法律の定める限度で納税の義務を負うと同時に、自分で納税額を確定できる権利をもつことになります。

申告納税制度にあっては、国民は、自ら収入金額や必要経費などを記録し、所得を計算し、税率など一定のルールに従って税額を計算し、申告します。そして、税務署は、その額が正しいかどうかをチェックすることになります。このような申告納税制度をとっている税金には、所得税・法人税・相続税など多くの直接税がありますが、間接税でも消費税のように申告納税制度をとっているものがあります。

一方、税金の中には、役所から納税通知書が送られてきて、指定された納期までにその通知書に記載された税額を支払わなければならないものがありますが、このように国や地方公共団体等の税務行政庁によって、納付すべき税金の額が決定される方式を「賦課課税制度」といいます。賦課課税制度をとる国税はごくわずかですが、地方税では、個人の住民税・事業税・自動車税・固定資産税・不動産取得税など、多くの税目でこの方法がとられています。

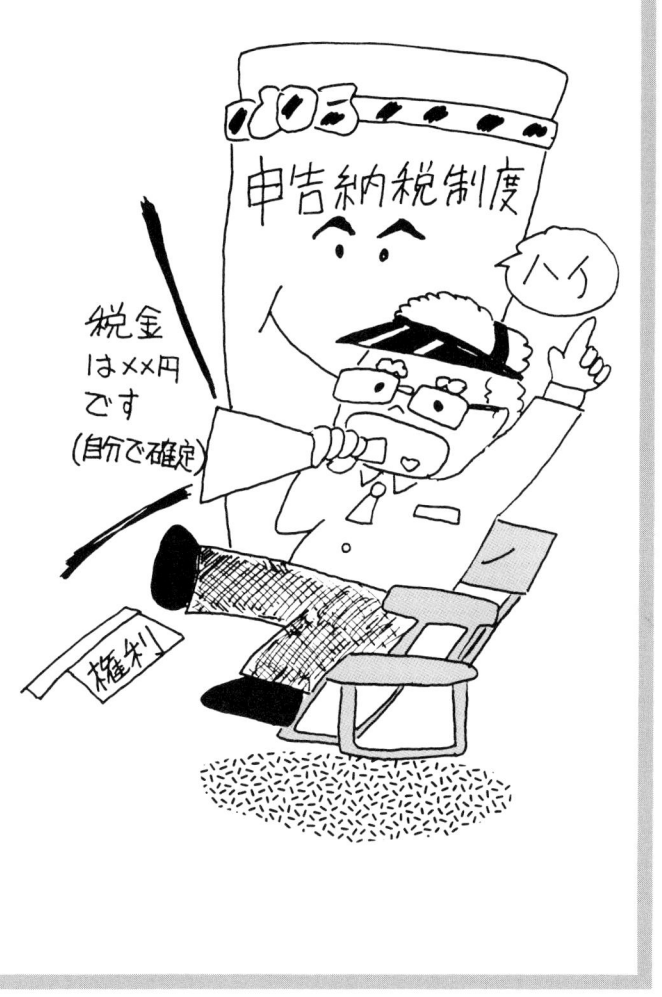

5 青色申告とはどのような制度なのか

　歯科医院を経営する先生の個人の所得税の申告は、申告納税制度が原則になっています。したがって、先生が自分自身で1年間の所得と税額を計算して申告し、税金を納めなければなりません。

　「青色申告」は、確定申告のときに使う用紙が青色であることからこのように呼ばれていますが、申告納税制度を普及し、その信頼性を担保するための記帳制度の確立を目的とするアメとムチの制度です。つまり、取引を帳簿にキチンと記録し、それにもとづいてまじめに申告している人と、いわゆるドンブリ勘定で申告している人との間に、税務上の取扱いに差をつけて、少しでも多くの人に正確な帳簿記録を作成する慣習を身につけてもらい、これによって適正な申告・納税を促進しようとする制度です。

　青色申告は、不動産所得・事業所得・山林所得のある個人とすべての法人に認められていますが、青色申告者には、原則として複式簿記で帳簿をつくることや、帳簿・記録の備付けや保存などの義務が課せられます。このため、一般的な記帳制度より水準の高い記帳をしていると認められ、所得計算上あるいは申告・納税の手続上、いろいろな特典が与えられています。

　青色申告をするためには、個人は3月15日までに、法人では事業年度の開始の日の前日までに、所定の承認申請書を所轄の税務署長に提出しなければなりません。なお、1月16日以後の新規開業の場合は、開業日から2カ月以内の承認申請になります。

帳簿書類の保存期間

青色申告者	
帳　　　　簿	7年
決算関係書類	7年
現金預金取引等関係書類	7年
その他の書類	5年
白色申告書	
記帳対象者	記録保存対象者
法定帳簿　7年 任意帳簿　5年 書　　類　5年	帳簿および書類　　　　　5年

(注1) 記録保存対象者とは、前々年度または前年に確定申告をしている人をいいます。
(注2) 平成16年度税制改正により、法人税に係る帳簿書類の保存期間は一律7年になりました。

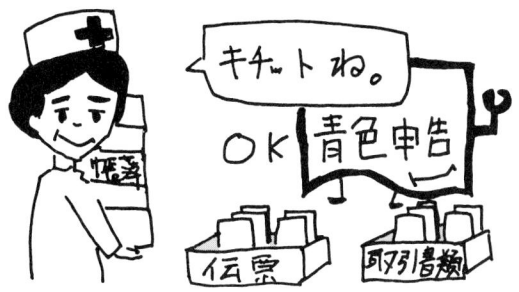

第1章　入門：税金の基礎知識

6 記帳義務とは具体的にはどんなことか

　青色申告以外の申告のことを「白色申告」といいますが，白色申告をする個人についても，昭和60年以降一定の要件を満たす場合は，記帳や帳簿書類の保存が義務づけられています。すなわち，前年分または前々年分のいずれかの年分の事業所得などの合計額が300万円を超える場合は，総収入金額および必要経費に関する事項について帳簿に記録しなければならず，記帳した帳簿は7年間，任意に記帳した帳簿や領収書などの書類は5年間保存しなければなりません。

　青色申告をする人は，事業に関するすべての取引を，整然と，かつ明瞭に記録しなければなりませんが，その記帳方法としては，正規の簿記による方法のほか，簡易簿記による方法が認められています。正規の簿記による方法とは，複式簿記による記帳のことをいいますが，日々の取引を借方と貸方に分けて記帳する方法で，これにもとづいて貸借対照表や損益計算書が作成できるものをいいます。一方，簡易簿記による方法の場合には，現金出納帳・売掛帳・買掛帳・経費明細帳・固定資産台帳の5つの帳簿で，損益計算書が作成できればよいことになっています。

　ただし，簡易簿記による場合には貸借対照表が作成できませんので，青色申告特別控除は，正規の簿記の場合の65万円ではなく，10万円になります。なお，いずれの場合にも納品書・請求書・領収書などの取引に関する書類の整理・保管は当然のことです。

記帳義務の比較

取引		青色申告者		記帳義務のある白色申告者
		正規の簿記	簡易簿記	
資産負債関係	現　　金	○	○	
	預　　金	○		
	手　　形	○		
	売 掛 金	○	○	
	買 掛 金	○	○	
	その他の債権債務	○		
	減価償却資産	○	○	
	その他の資産負債	○		
	引当金・準備金	○	○	
	元 入 金	○		
損益関係	売　　上	○	○	○
	その他の収入	○	○	○
	仕　　入	○	○	○
	その他の経費	○	○	○

7 青色申告にはさまざまな特典がある

　青色申告者には，正しく記帳する者の特典として，税金の計算などで各種の特典が与えられています。所得税だけでも40以上の特典がありますが，医業所得の計算をするときによく使う特典としては，次のようなものがあります。

①青色事業専従者給与の必要経費算入

　青色申告者が，3月15日までに税務署長に「青色事業専従者給与に関する届出書」を提出した場合には，生計を一にする配偶者その他の親族に支払った適正な給与を必要経費にできます。

②青色申告特別控除

　複式簿記の原則に従って記帳し，それにもとづいて作成した貸借対照表と損益計算書を確定申告書に添付して期限内に申告した場合には，最高65万円を所得から控除することができます。

③貸倒引当金の必要経費算入

　医療事業に関連して発生した医業未収金や貸付金などの債権の貸倒れに備えるため，年末残高の5.5％までの金額を必要経費とすることができます。

④純損失の繰り越し・繰り戻し

　事業所得などに損失がでたときは，翌年以降3年間にわたって損失額を控除できます。前年も青色申告の場合には，損失額を前年の所得から差し引き，前年分の所得税の還付を受けることもできます。

青色申告の主な特典（所得税）

1. 青色事業専従者給与の必要経費算入

2. 青色申告特別控除が65万円認められる（一定の要件を満たさないときは10万円となる）

3. 貸倒引当金や退職給与引当金などの引当金が設けられる

4. 特定設備等の特別償却が認められる

5. 棚卸資産に低価法が適用できる

6. 純損失の繰戻還付が受けられる

7. 青色申告年度中に生じた欠損金につき3年間の繰越控除が認められる

8. 更正の制限と更正の理由付記が必要になる

9. 電子機器利用設備等を取得した場合の所得税額の特別控除がある

10. 特定医療用建物の割増償却がある

11. 前々年分の不動産取得及び事業所得の合計金額が300万円以下の人は、現金主義によって所得計算ができる

8　税金にも時効がある

　ロッキード事件などの経済事犯や政治資金規制法違反などの新聞報道を読んでいると，税金は時効のため追及できないといったようなことが書いてあります。これからわかることは，税金にも「時効」があるということです。ふだん考えもしない税金の時効ですが，刑法の時効と同じように，税金の時効にも一定の決まりがあります。

　税金を徴収する権利は，法定の納付期限の翌日から5年の間に行使しなければ，時効によって消滅します。そして，脱税や不正行為などがあった場合でも，7年間で時効は成立します。反対に，税金を戻してもらう権利も，「返してくれ」と請求できる日から5年間行使しなければ，時効になってしまいます。このように税金に時効が設けられたのは，税金を徴収できる権利も一般の債権と変わらないこと，また，期間が経過したものについては真実の権利関係について立証することがむずかしいことによります。

　時効が成立するには，法定の納付期限の翌日から5年がすぎなければなりませんが，税務署などが5年の間に，更正通知書を納税者に送ったり，その他賦課決定，納税に関する告知および督促状の発送などの税金の徴収行為を行ったり，納税者が税金の支払いを認めたときは，時効は中断してしまいます。したがって，税務署が納税の催告を続ける限り，時効は成立しないということになります。

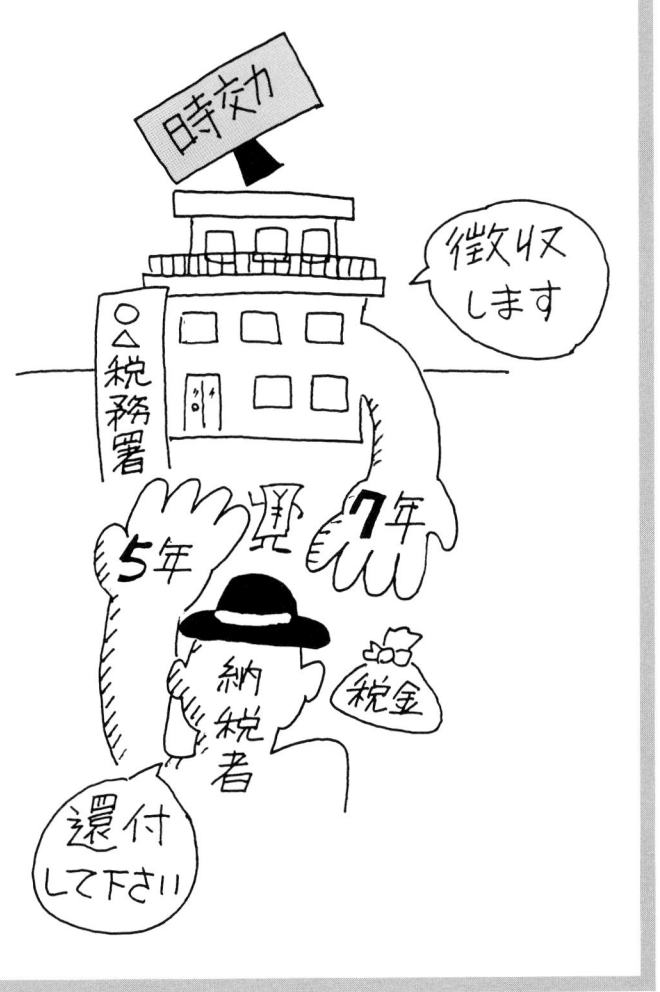

9 税務調査には任意調査と強制調査がある

　税務調査の目的は，適正で公平な申告納税を実現することにあるといわれます。したがって税務調査は，申告書の提出があっても課税標準や税額などの計算が法令の定めにしたがって正しく行われていないとみられるものや，申告書の提出のないものについて，課税標準や税額などを決定するために行われるのがふつうです。このような税務調査には，「任意調査」と「強制調査」の2種類があります。

　任意調査は，納税者の承諾を前提として行われる調査で，税務署員が納税者に質問したり，帳簿書類を調べたり，その他の物件の検査などを行います。任意調査は，それほど怪しいとは思われない場合に行われるもので，顧問税理士などに日程などが事前に通知されるのがふつうです。したがって，都合の悪い場合には日程の変更も可能ですが，正当な理由なしにこの調査を拒否すると，1年以下の懲役，または20万円以下の罰金に処せられます。

　一方，悪質・計画的な脱税でかつ大規模な脱税があると思われる場合に，国税犯則取締法にもとづき，国税査察官が裁判所の許可を得て行うものが強制調査です。これがテレビや映画でおなじみの「マルサ」です。強制調査の場合は，納税者の承諾を必要とせず，臨検や捜索，あるいは差し押さえなどの執行が認められています。そして，悪質な脱税が立証されれば，納税者は，検察官から告発され刑事罰を受けることになります。

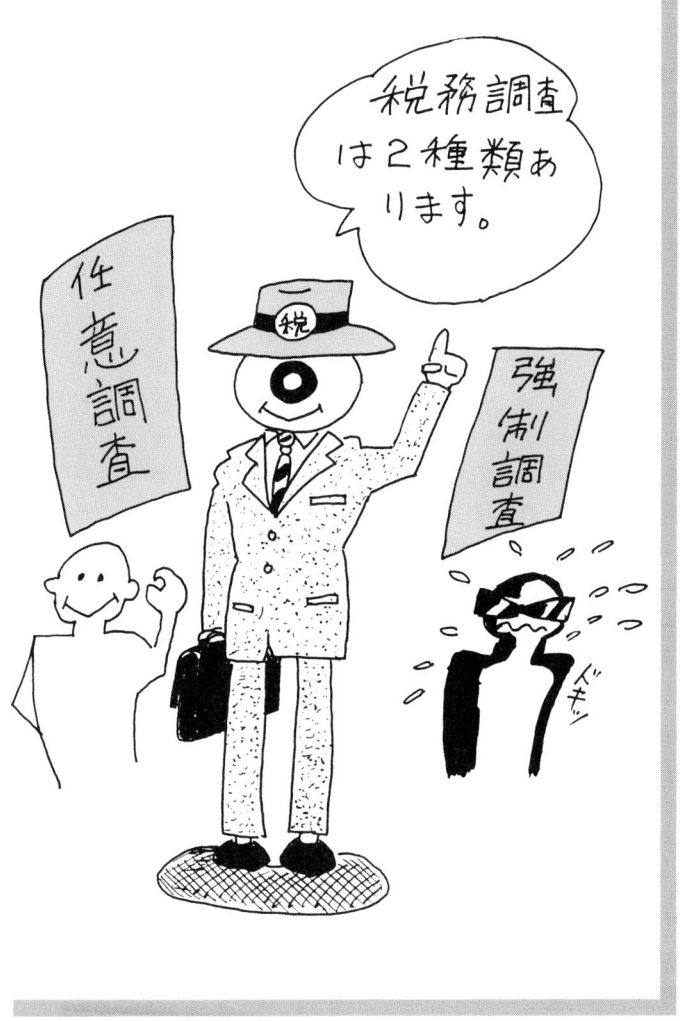

10 税務調査の結果に不服のあるときはどうするか

　税務調査によって申告が否認されると、更正・決定、修正申告のいずれかになります。修正申告は、自発的に誤りを認めて修正して申告をやり直すものですが、更正・決定は、税務署などが職権で一方的に申告所得額や税額の修正を行うものです。そして、税務署などが行う更正・決定に対して異議がある場合は、一定のルールにもとづいて不服の申立てをすることになります。

　更正・決定などに異議がある場合は、通知を受けた日の翌日から2カ月以内に、処分をした税務署長や国税局長に異議の申立てをします。この異議申立てに対して税務署長などが下した決定にさらに不満があるときは、1カ月以内に国税不服審判所長に対して審査の請求をします。

　国税不服審判所は、税務署や国税局の処分に対する不服の申立てを解決するための機関で、国税庁に置かれています。国税不服審判所では、国税庁の解釈にしばられることなく裁決を出すことになっていますが、納税者にとっては厳しいものがあり、過去の例では、納税者が勝つのは5件に1件もありません。

　国税不服審判所の裁決に不服があるときは、最終的な方法として裁判所に訴訟を起こすことになります。

　なお、税務調査の指摘事項に不満があっても、指摘どおりに自ら修正申告を行うと、不服の申立てなどができなくなってしまいますので、どうするかは慎重に決める必要があります。

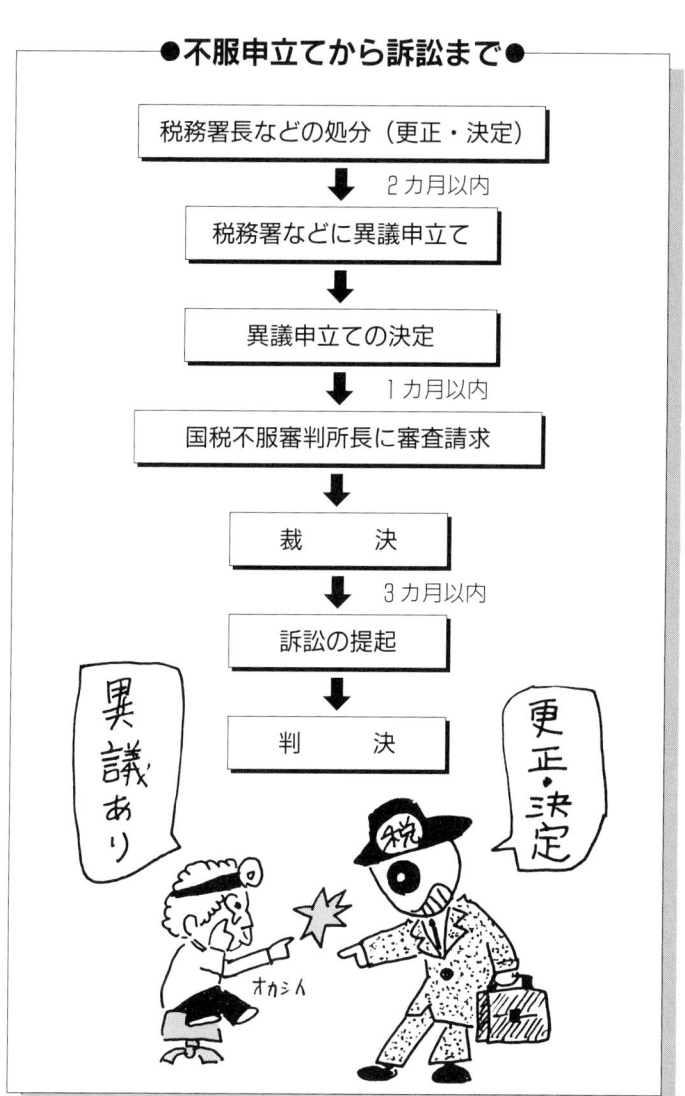

11 医業税制の変遷を見ると

　社会保険診療報酬にかかわる医業税制は，戦後6回の大きな見直しが行われています。そのうち4回は経費率に関係するもので，2回は事業税に関係するものです。

　経費率についての税制の変遷は，次のようになっています。

昭和26年12月／閣議了解として社会保険診療収入の経費率が70％程度とされた。

昭和29年5月／議員立法により社会保険診療報酬に係る所得計算の特例措置が立法化され，概算経費率が72％とされた。

昭和54年4月／政府提案で法改正が行われた。社会保険収入の収入階層別に5段階の経費率とされ，経費率も52％～72％に変更された。

昭和63年12月／政府提案で法改正が行われた。社会保険収入の収入階層が4段階となり，概算経費率のうち52％の部分が廃止された。社保収入5,000万円超の者の特例が廃止された。

　事業税については，昭和23年にそれまでの営業税が事業税の体系に改められたのを契機に，医業も課税となりました。しかし，医業の公共性，政策的理由，医業の非営利性，医業法制の特殊性などを理由に，昭和27年に社会保険診療報酬に係る事業税の非課税措置が立法化され，現在に至っています。

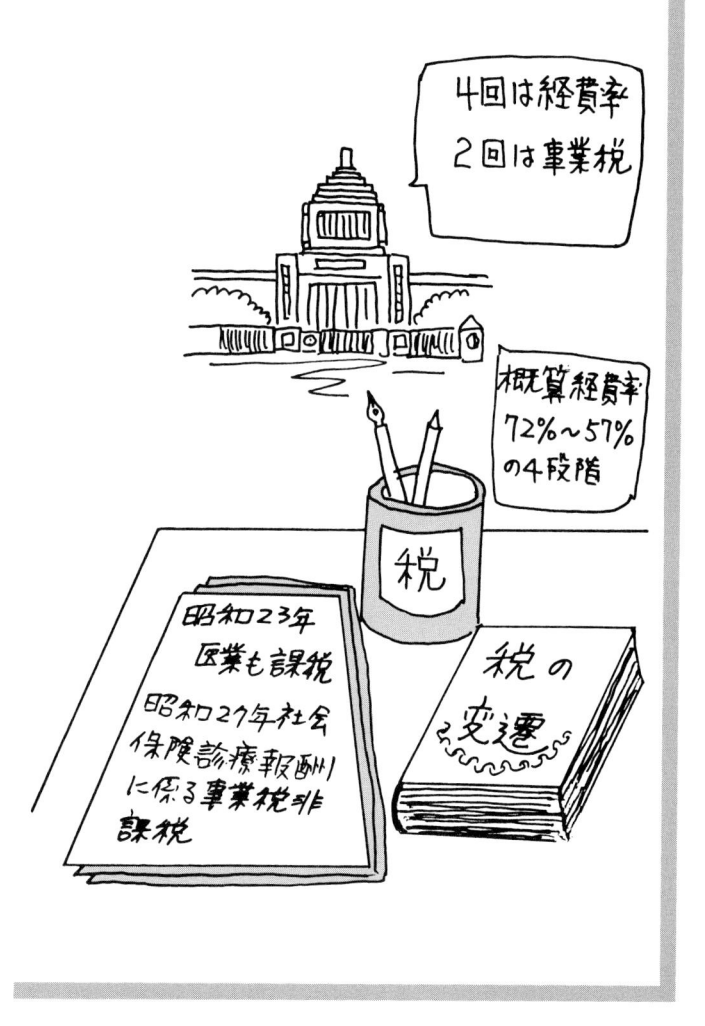

第2章

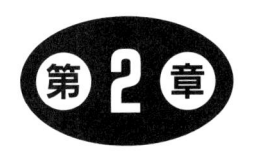

個人医院の開業時に必要な税金の知識

1　歯科医院の経営にかかる税金は

　個人で歯科医院を開業すると，さまざまな税金が課税されます。したがって，どのような取引に対して，どのような税金が課税されるか，またその税金をいつ支払わなければならないのかといった，税金の概要について知っておく必要があります。

　歯科医院の経営に関してかかる税金をまとめると，次のようになります。

1．医業の所得にかかる税金
　①所得税
　②事業税および住民税（道府県民税・市町村民税）

2．財産の所有にかかる税金
　①固定資産税・都市計画税
　②自動車重量税
　③償却資産税

3．財産の移転にかかる税金
　①印紙税
　②登録免許税
　③自動車取得税
　④不動産取得税
　⑤相続税・贈与税

4．物品・サービスの購入などにかかる税金
　①消費税

税金の納付時期

	税務署関係	税事務所関係	市区町村関係
1月	源泉所得税 (特例分)	道府県民税 (第4期)	市町村民税 (第4期)
2月			固定資産税 (第4期)
3月	所得税 (確定申告)		
4月			固定資産税 (第1期)
5月		自動車税	
6月		道府県民税 (第1期)	市町村民税 (第1期)
7月	源泉所得税 (特例分) 所得税 (予定納税)		固定資産税 (第2期)
8月		事業税 (第1期) 道府県民税 (第2期)	市町村民税 (第2期)
9月			
10月		道府県民税 (第3期)	市町村民税 (第3期)
11月	所得税 (予定納税)	事業税 (第2期)	
12月			固定資産税 (第3期)

2 開業時の税務手続にはどんなものがあるか

　勤務歯科医師をやめ，個人で歯科医院を開業すると，税務署に開業したことを届け出なければなりません。この時期は開業準備に加え，保健所・社会保険事務所への届出や歯科医師会への入会手続きなど，大変忙しいのですが，税務署に対しても事業開始の届出書や給与関係の届出書など，図に記載するような各種の書類を提出しなければなりません。

　開業時に必要な届出書の提出がなくても，とくに罰則はありませんが，青色申告の特典を利用できなくなったり，たな卸資産の評価方法や減価償却の方法について選択の自由が認められなくなったりといった不利益をこうむることになります。したがって，開業時には，これらの届出書の提出を忘れないようにすることが肝心です。なお，これらの届出に必要な用紙は，すべて税務署の個人課税部門というところに用意されています。

　所得税に関する申告・申請・届出などは，すべて納税地を所轄する税務署で行うことが原則になっています。納税地とは，自宅の住所のあるところという意味ですが，医院と自宅とが離れていて所轄の税務署が異なる場合には，医院のあるところを納税地とすることもできます。この場合には，「納税地の届出書」に所定の事項を記載して，自宅のあるところの税務署長と医院のあるところの税務署長に提出すれば，医院のあるところを納税地として申告することができます。

開業時に提出する書類と提出期限

項　目	届　出　書　の　種　類	提　　出　　期　　限
税　務　署		
開　業	①個人事業の開廃業等届出書	開業後1カ月以内
青　色	②所得税の青色申告承認申請書	開業後2カ月以内
評　価	③たな卸資産の評価方法の届出書	翌年3月15日まで
評　価	④減価償却資産の償却方法の届出書	翌年3月15日まで
給　与	⑤給与の支払をする事務所の開設届	給与支払開始後1カ月以内
専従者	⑥青色事業専従者給与に関する届出書	開業後2カ月以内
源　泉	⑦源泉所得税の納期の特例の承認に関する申請書兼納期の特例適用者に係る納期限の特例に関する届出書	特例の適用を受ける月の末日まで
都道府県税事務所		
開　業	⑧個人事業開始等申告書	開業後すみやかに

3 自己資金の出所は明らかにしておく

　歯科医院を開業しても、それだけでは税金がかかることはありません。しかし、開業時の自己資金の出所が明らかでないと、課税されることがあります。なぜかといえば、税務署は、開業資金として院長が準備した自己資金が、院長の過去の収入や所得からみて妥当なものであるかどうかを厳しくチェックしているからです。そして、すこしでも過去における課税もれの所得や贈与税の課税もれとなる事実が推定されると、税務調査が行われ、思わぬ税金がかけられる場合があるからです。

　勤務歯科医師時代の給与などの状況を明らかにするために、預貯金通帳や給与・退職金の源泉徴収票などは、古いものを含めて保存しておくことはもちろんですが、株式などの売買報告書や不動産の売買契約書などもキチンと整理しておき、税金を払った残りのお金が、開業資金のモトとなっていることを証明できるようにしておくことが大事です。

　また、開業資金をつくるために、贈与税の基礎控除額110万円の範囲で毎年贈与が行われているような場合には、一時に贈与されたものとして贈与税が課税されることがあります。このようなことを避けるためには、第三者にも当事者の意思がハッキリとわかるような贈与契約書を作成することはもちろんですが、お金は預金口座を経由して移動し、その預金は贈与を受けた人がキチンと管理しなければなりません。

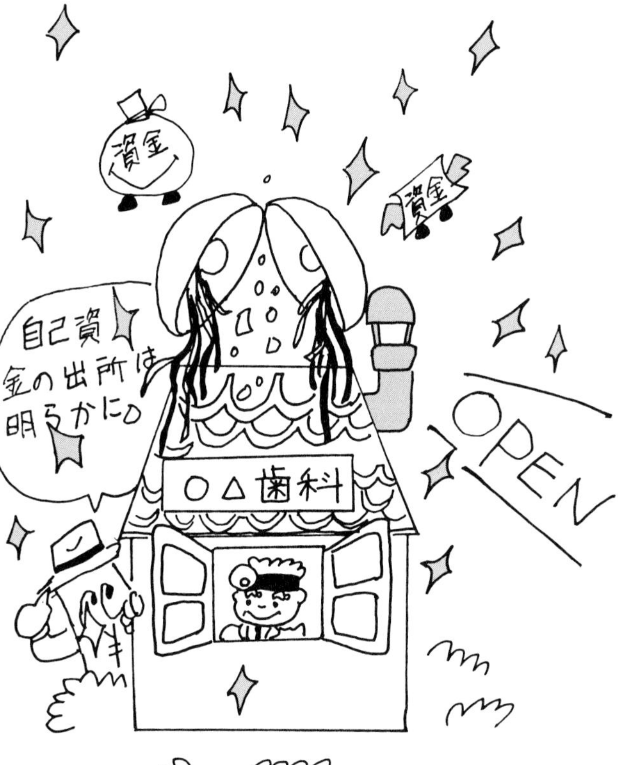
資金
資金
自己資金の出所は明らかに。
○△歯科
OPEN

4 親族などから開業資金を借りる場合

　開業資金を両親や祖父母などの親族から借り入れても，金銭消費貸借契約書を作成し，金利も世間相場とし，契約書どおりにキチンと返済していることが証明できれば，税務上はなんの心配もありません。また，これらの親族が金融機関からの借入れの保証人になったり，担保を提供したりしても，贈与税などの税金がかかることはありません。

　しかし，親族などから開業資金を受け取り，借用書も差し入れず，「出世払い」とか「ある時払いの催促なし」というように，返済もいい加減な借入れの場合には，税務では贈与税が課税されてしまいます。つまり，金銭の貸与の形式をとっているものの，実際は贈与ではないかとされるのです。とくに，無利息や低利の金銭の貸与については，税務署のチェックも厳しいことを覚悟しなければなりません。したがって，親族などからお金を借りる場合には，双方の意思を確認でき，その意思にしたがって返済などが行われていることや，借りた人に返済能力があることなどを示す物的証拠を残しておくことが大切になります。

　また，親族などから借りた開業資金については，元本の返済に相当する部分は必要経費にはなりませんが，利息に相当する部分は，銀行などからの借入金の利息とともに必要経費とすることができます。しかし，生計を一にする親族に支払った利息については，必要経費とすることができませんので注意が必要です。

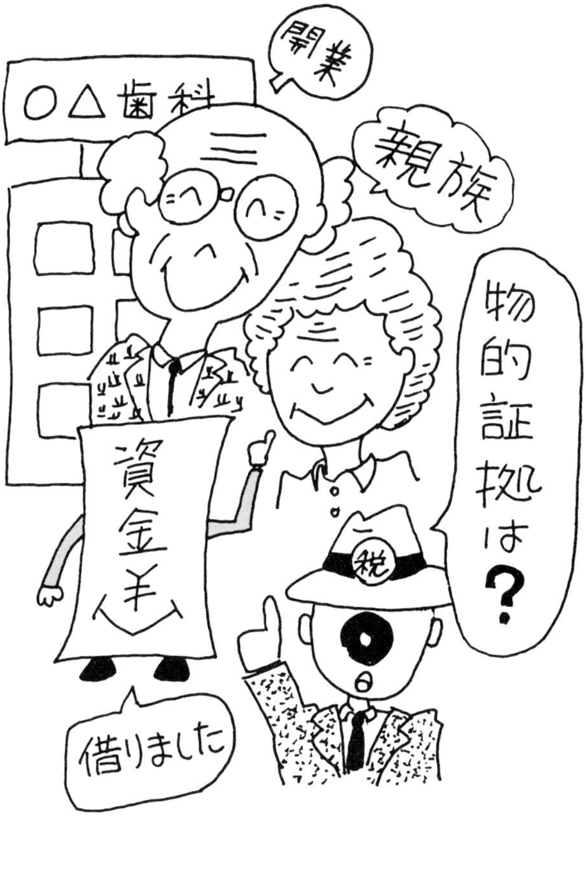
○△歯科
開業
親族
資金
借りました
物的証拠は？
税

5 親族から土地を借りる場合

　他人の土地を借りて医院を建てる場合，最初に権利金を支払って土地を借り受け，毎月土地の使用料として地代を支払うというのがふつうです。しかし，父親などの親族が所有する土地を借りる場合には，親族間の土地の貸借ということで，建物を建てても権利金や地代を支払わないケースが多くみられます。

　このような無償の貸借関係を法律上は使用貸借といいます。使用貸借では，借り手に権利金を支払わずにすむ利益と地代を支払わない利益が発生しますが，土地の使用権が法的に十分に保護されておらず，また個人は必ずしも合理性によってのみ行動するものではないため，税務上はこの利益に課税されることはありません。しかし，将来，使用貸借中の土地を相続や贈与によって取得する場合は，その土地は更地と同様に評価されてしまいます。

　また，父親が借地している土地に，子供が地代なしでまた借りして歯科医院を建てる場合は，借地権の使用貸借という取扱いはなく，贈与とみなされます。したがって，贈与の意思がない場合には，事前に地主に承諾してもらって，「借地権の使用貸借に関する確認書」（用紙は税務署にあります）を作成し，地主，借地人，また借り人の三者が連署して，所轄の税務署に提出しなければなりません。この提出があれば，借地権の使用貸借が認められて贈与税の課税はありませんが，その後相続がおきた場合には，この借地権が相続税の課税対象になります。

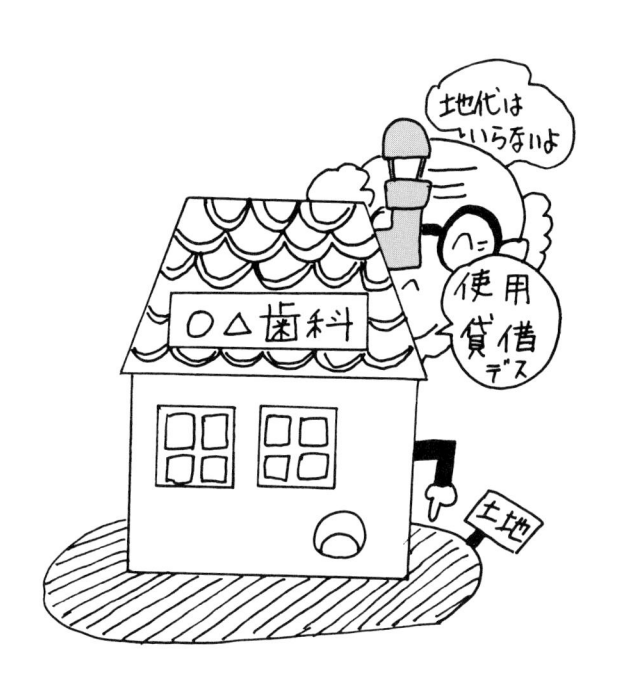

- 相続・贈与の時更地と同様に評価。

- 借地 ➡ 贈与とみなされる

借地権の使用貸借に関する確認書 OK ← 借地権が相続の対象

6 開業準備費用はどうなるか

　歯科医院の開業準備のために特別に使った経費は「開業費」とすることができますます。開業費とすることのできる経費は、開業を準備した時点から実際の開業までの間に支出した経費で、開業に直接結びつくものがすべて含まれることになります。代表的なものとしては、開業までの賃借料や水道光熱費、交際費、旅費交通費、調査費、開院祝賀会費、開院の挨拶状の費用、開院時に特別に支出した広告宣伝費などがあります。

　税法では、開業を準備した時点から実際の開業までの期間については特別に定めてはいません。したがって、開業準備に半年かかればその半年分、1年を要した場合にはその1年間にかかった費用が開業費になります。通常は、具体的な事業計画の立案をした段階からの費用が開業費になりますが、開業費とするためには、支出したごとに、支払先・目的などを明記し、支出の証拠となる領収書を保存しておかなければなりません。

　開業費は、支出の効果が数年に及ぶため、いったん繰延資産として計上し、5年間で償却するのが原則となっています。開業費は、任意の額で償却することも認められていますので、全額を最初の年度で償却し、経費とすることも可能です。しかし、4段階の特例が有利な場合や実額計算で赤字になる場合には、償却しないほうが後々有利になります。とくに、白色申告者の場合には、赤字の繰越しが認められませんので、注意が必要になります。

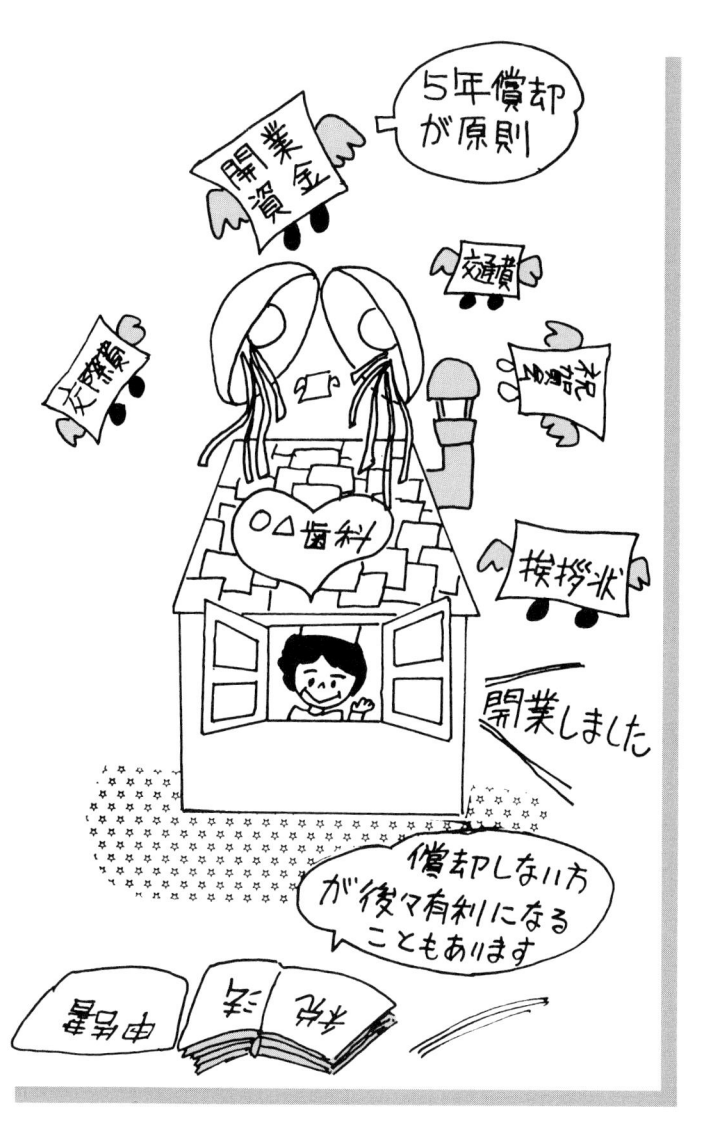

第 2 章 個人医院の開業時に必要な税金の知識

7 医院の開業前に支払う借入金利息の処理

　歯科医院の開業にあわせて建物などを新築する場合，銀行などの金融機関から融資を受けるのがふつうですが，開業前に利息を支払わなければならない場合も多々あります。

　医業所得の計算をする場合，必要経費とすることができる借入金の利息は，歯科医院を営んでいく上で直接に必要な借入金の利息に限られます。運転資金の借入金利息と同様，医院の建物など事業用の固定資産を取得するための借入金の利息も，その年分の利息については必要経費とすることができます。ただし，その固定資産の使用開始までの期間に対応する支払利息については，取得した固定資産の取得価額に含めることもできます。

　しかし，利息についてのこのような税務の取扱いは，すでに歯科医院を開業している場合に適用されるものであって，事業を営んでいない者が，新規に開業するにあたって，その事業の用に供する資産を借入金で先行取得する場合は含んでいません。したがって，借入れを行ったときから開業のときまでの期間に対応する部分の利息については，取得した固定資産の取得価額に算入し，減価償却を通じて必要経費とすることになります。

　なお，固定資産を取得するための資金を借り入れる際に支出する公正証書作成費用・抵当権設定費用，借入れの担保として締結する保険契約の保険料などの費用で，その資金の借入れのために通常必要と認められる費用についても，同様の取扱いとなります。

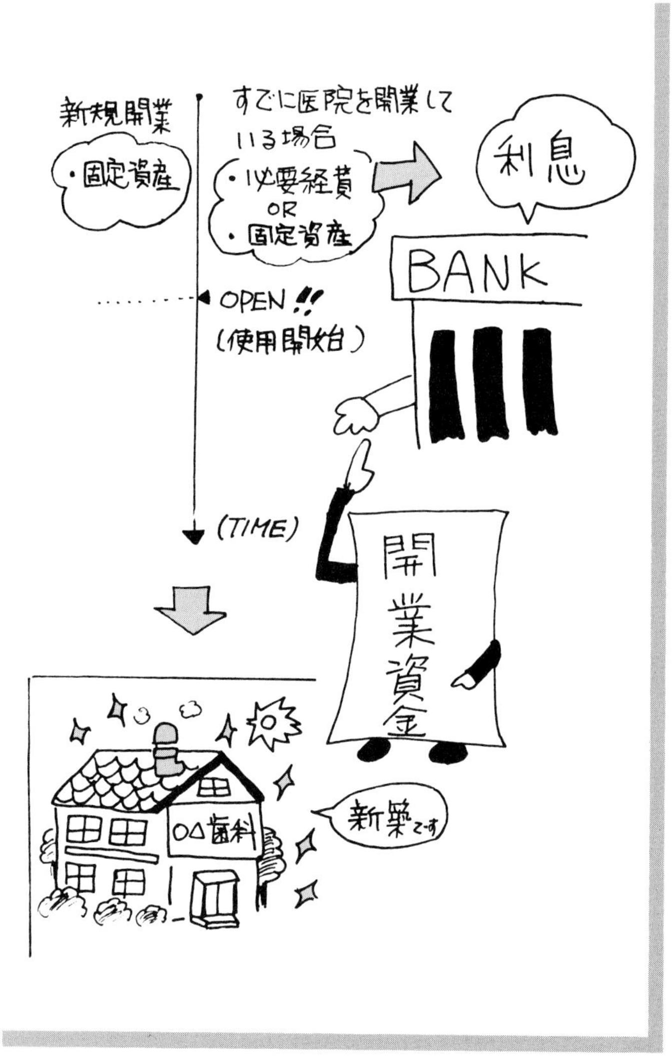
新規開業
・固定資産
すでに医院を開業している場合
・必要経費
OR
・固定資産
利息
BANK
OPEN!!
(使用開始)
(TIME)
開業資金
新築です

8 開業年度は赤字でも青色で申告する

　開業初年度は多額の経費がかかりますが，なかなか収入が上がらないのがふつうです。このため，収支がバランスせず赤字となりがちです。赤字の場合には，確定申告をする義務はありませんが，一般には，申告したほうが有利になります。

　歯科医院を開業し，2カ月以内に青色申告の承認申請をして期限内に確定申告をすると，開業初年度の赤字を最長3年間繰り越すことができます。たとえば，初年度に500万円の赤字が発生し，翌年に1,000万円の所得があったとすると，青色で確定申告をしている場合には，翌年の所得は，1,000万円から前年の赤字分500万円を控除した500万円になります。しかし，初年度が無申告の場合や白色申告の場合には，このような赤字の繰越しが認められませんので，翌年の所得は1,000万円ということになり，納税額にかなりの差が生じてしまいます。

　開業初年度に確定申告するもう一つのメリットは，源泉所得税額の還付が受けられる，ということです。支払基金からの振込金額からは，源泉所得税が10％控除されています。また，年の中途で開業した場合には，勤務歯科医師のときの給与や退職金からも源泉所得税が控除されています。源泉所得税は税金の前払いですので，その年度の所得が赤字であれば，納付ずみの源泉所得税を取り戻すことができます。しかし，確定申告をしなければ還付請求ができず，返してもらうことができなくなってしまいます。

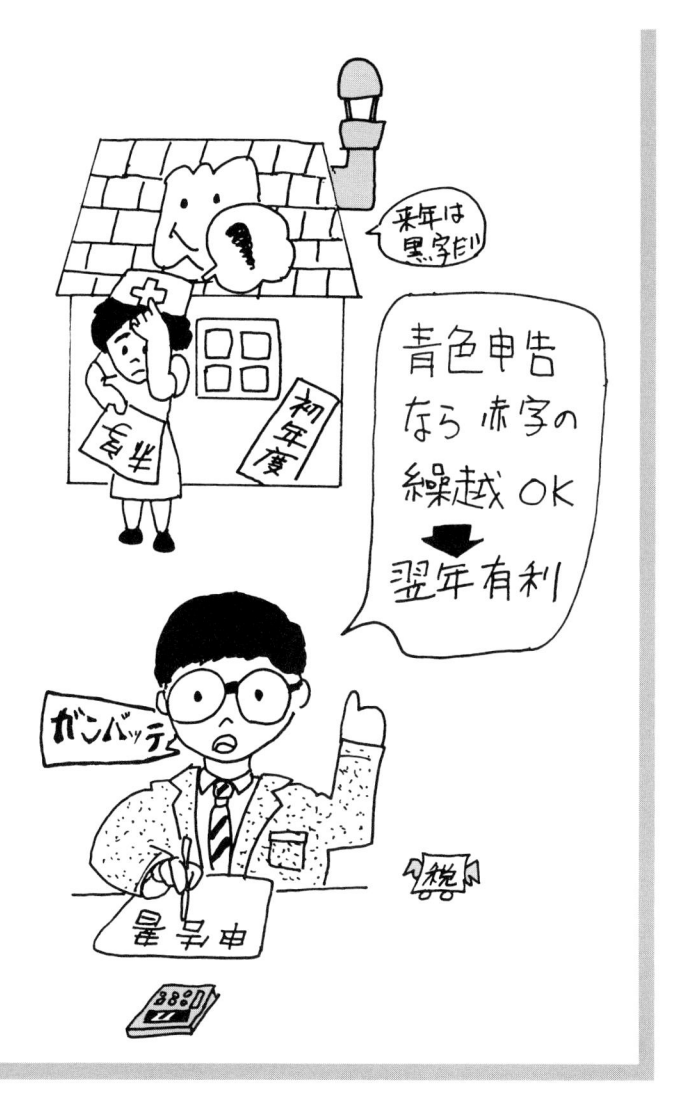

第 2 章　個人医院の開業時に必要な税金の知識　51

9 MS法人を活用すると

　院長夫人や院長の親族などが社長になり，医院に経営管理やメディカルサービスなどを提供し，そのサービスの対価を医院より得ている会社を，一般に「MS（メディカル・サービス）法人」といいます。MS法人の業務内容の代表的なものとしては，次のようなものがあります。

- ・医院の窓口業務や受付業務の受託
- ・診療報酬請求事務や経理事務の受託
- ・医院の設備の管理や保守サービスなど
- ・材料・医薬品・医療消耗品の在庫管理業務
- ・歯科器材などの仕入・販売業務
- ・不動産の賃貸ならびに管理
- ・医療機器・車両などの賃貸

　税の面からMS法人をみた場合，MS法人に支払う対価が院長個人の所得を減らすことになり，また院長の家族などがMS法人の役員として専従者給与以上の給与を得ることができるため，MS法人は，収入の分散に効果的であるといえます。したがって，個人の所得税の税率よりも，MS法人の法人税の税率や家族の所得税の税率が低ければ，節税のメリットが大きいといえます。

　ただしMS法人には，行政的なチェックがあるほか，税務でも実体のない取引については，同族会社の行為計算の否認などの厳しいチェックが行われますので，十分な注意が必要です。

MS法人の活用事例

①院長の税金負担

	[MS法人なし]	[MS法人あり]
個人歯科医院		
所　　得	43,500千円	43,500千円
MS法人へ支払	0	15,000千円
	43,500千円	28,500千円
課税所得	40,000千円	25,760千円
税　　金	17,200千円	10,080千円

②MS法人および院長夫人の税金負担

	[院長夫人]	[MS法人]
売 上 高		15,000千円
給料支払	9,600千円	9,600千円
所　　得	7,440千円	5,400千円
課税所得	6,500千円	5,400千円
税　　金	1,520千円	2,262千円

③トータルでの税負担

MS法人がない場合（＝院長個人分）	17,200千円
MS法人がある場合	
（院長＋院長夫人＋MS法人）	13,862千円
差引負担減	3,338千円

10 保証金などの税務上の取扱い

　ビルなどの一室を借りて開業するビル診療所の場合には，建物の所有者と賃貸借契約をすることになりますが，この契約にともなって発生する支払については，次のように処理します。

①保証金・権利金・敷金など

　保証金・権利金・敷金など名称はさまざまですが，多くの賃貸借契約書では，契約の期間中一定の金額を無利息で貸主に預けることが明記されています。このような預け金については，契約書にどのように書かれているかによって，税務上の取扱いが違ってきます。契約書に解約時に全額返還すると書いてあれば，支払った金額の全額を資産として計上しなければならず，1円たりとも必要経費とすることはできません。しかし，たとえば「毎年5％ずつ償却する」と契約書に書いてあれば，その償却される金額を毎年の確定申告で必要経費とすることができます。また，権利金などのように返還されることがないものについては，原則として5年間(60ヵ月)で均等償却することになります。

②礼金・更新料など

　入居時に建物の所有者に対して支払う礼金や，契約期間後引き続き賃貸する場合に支払う更新料などは，税法上は繰延資産として扱われます。支払金額が20万円未満の場合には少額のため，支出年度の必要経費とすることができますが，20万円以上となる場合は，契約期間で均等償却することになります。

- 保証金．権利金．敷金

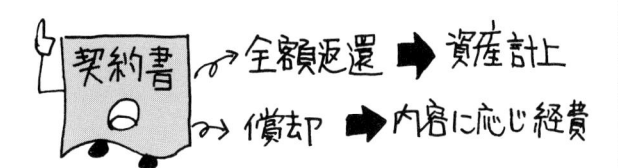

  契約書 → 全額返還 ➡ 資産計上
       → 償却 ➡ 内容に応じ経費

- 礼金．更新料

  20万円以上 ➡ 契約期間で償却
  20万円未満 ➡ 支出した年の経費

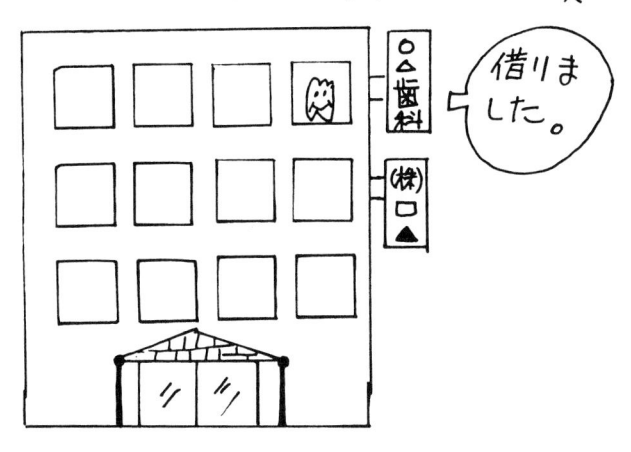

「借りました。」

11 開院祝いに税金がかかるか

　医院を開業した場合，親戚や友人・知人，薬品の納入業者などから，祝金・花輪・記念品などをもらうのがふつうです。

　税務上の取扱いでは，事業所得の総収入金額には，本来の事業から生ずる収入はもちろんですが，その事業を遂行する上で付随的に生じる収入も含むものとされます。

　したがって，開院祝いとしてもらった祝金や記念品などは，歯科医院の事業を行う上で付随して生じた収入になりますので，原則として事業所得の計算上，雑収入として総収入金額に含めなければなりません。この場合，記念品などの物品については，時価相当額で評価して，雑収入の金額とすることになります。

　開院祝金などの原則的な税務上の取扱いは，これまで述べたとおりですが，実務的には，記念品などの物品については，開院祝いとして社会通念上相当な範囲内のものであると認められる場合には，強いて総収入金額に含めなくても差し支えないと考えられています。それぞれの記念品などが，社会通念上相当な範囲内のものであるかどうかについては，税法にはとくに定めはありませんので，常識で判断することになります。

　ただし，祝金についてはこのような取扱いがなく，また社会通念上相当と認められない高額な記念品などについても，原則的な取扱いとなりますので，これらについては雑収入として，総収入金額に含めなければなりません。

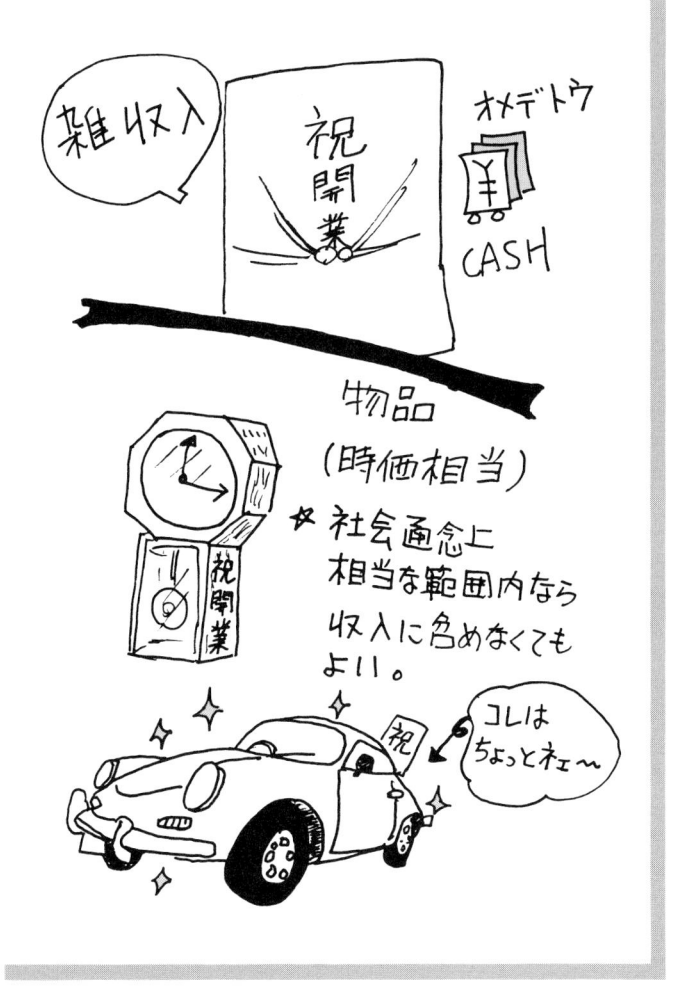

第2章 個人医院の開業時に必要な税金の知識

第3章

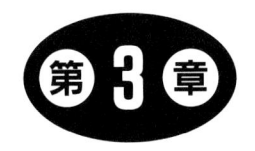

個人医院の所得にかかわる税務

1 所得税の計算のシクミはどうなっているか

　所得税は，毎年1月1日から12月31日までの個人の所得に対して国がかける税金です。給料や歯科医院の利益，あるいは土地や株式を売却して得た利益などにかけられる税金で，私たちにとってはもっとも身近な税金です。また，所得税では，所得金額が多くなれば，それだけ税率も高くなる超過累進課税がとられています。これは，所得の多い人ほど税金を負担する力があるという考え方によるもので，税率は課税所得金額が300万円以下の10%から1,800万円超の37%まで4段階になっています。

　所得は，収入金額から必要経費を差し引いて計算しますが，所得の種類によって，発生状況や必要経費の内容が違います。したがって税法では，所得を10種類に区分して，それぞれの所得ごとに必要な経費の範囲や所得計算の方法を定めて，税金の負担が公平になるよう配慮しています。また，宝くじの賞金や傷病者の恩給などの所得は非課税所得といわれ，所得がなかったものとして取り扱われるため，原則として税金がかかりません。

　所得税の計算にあたっては，所得の種類ごとに計算される所得金額を一定の区分で集計し，これに納税者の個人的な事情を加味します。つまり，配偶者控除や扶養控除，あるいは社会保険料控除などの各種の所得控除が行われます。そして，所得控除後の課税総所得金額に税率を適用して税額を計算し，そこから配当控除などの税額控除を差し引き，最終的な所得税が計算されます。

所得の種類と計算方法

利 子 所 得	預貯金や国債の利子などがあるとき 　　収入金額＝所得金額
配 当 所 得	株式や出資の配当金などがあるとき 　　収入金額－株式などを取得するための借入金の利子
不 動 産 所 得	土地・建物の家賃などがあるとき 　　収入金額－必要経費
事 業 所 得	個人で営んでいる各種の事業の所得があるとき 　　収入金額－必要経費
給 与 所 得	給料・賃金・ボーナスなどをもらったとき 　　収入金額－給与所得控除額または特定支出の額
退 職 所 得	退職手当・一時恩給などをもらったとき 　　（収入金額－退職所得控除額）×１／２
譲 渡 所 得	土地・建物・ゴルフの会員権などを売却したとき 　　収入金額－取得費－譲渡費用－特別控除額
山 林 所 得	山林の立木などを売ったとき 　　収入金額－必要経費－特別控除額
一 時 所 得	懸賞金や生命保険の一時金があるとき 　　（収入金額－収入を得るために支出した費用 　　　　　　　　　　－特別控除額）×１／２
雑 　 所 　 得	恩給・年金などの所得があるとき 　　収入金額－公的年金等控除額
	上記以外の所得があるとき 　　収入金額－必要経費

所得税の速算表

課税される所得金額	税　率	控除額
330万円以下	10％	0
330万円超～900万円以下	20％	33万円
900万円超～1,800万円以下	30％	123万円
1,800万円超	37％	249万円

2　医業所得はどう計算するか

　歯科医院の経営も事業になりますので，医業所得は所得計算上は事業所得のひとつとして計算されます。したがって，その年の総収入金額からその年の必要経費を差し引いて，医業所得を計算することになります。

　総収入金額の主なものは，保険診療収入や自由診療収入などの診療収入ですが，このほかに集団検診料・事務手数料，歯ブラシなどの物品販売収入など，医業活動に付随して発生する収入も総収入金額に含まれます。

　一方，必要経費として収入から控除できるものは，個人が支出する費用のうち，歯科医院の経営に関連して発生する費用にかぎられます。したがって，医薬品や歯科材料の購入費，医院の賃借料，従業員の給料，医療機器のリース料などは，医業所得の計算にあたって必要経費とすることができますが，院長の生活費，税金・私的交際費・教育費などの個人の生活に関連する費用や株式の売却損などは，必要経費とすることはできません。

　総収入金額や必要経費には，現実にお金が入ったか出たかということにかかわりなく，収入すべきことが確定したものや支払義務が確定したものも含めなければなりません。したがって，たとえば11月，12月分の保険診療収入のように，翌年1月以降に入金されるものもその年の総収入とし，12月分の家賃は支払がなくてもその年の必要経費としなければなりません。

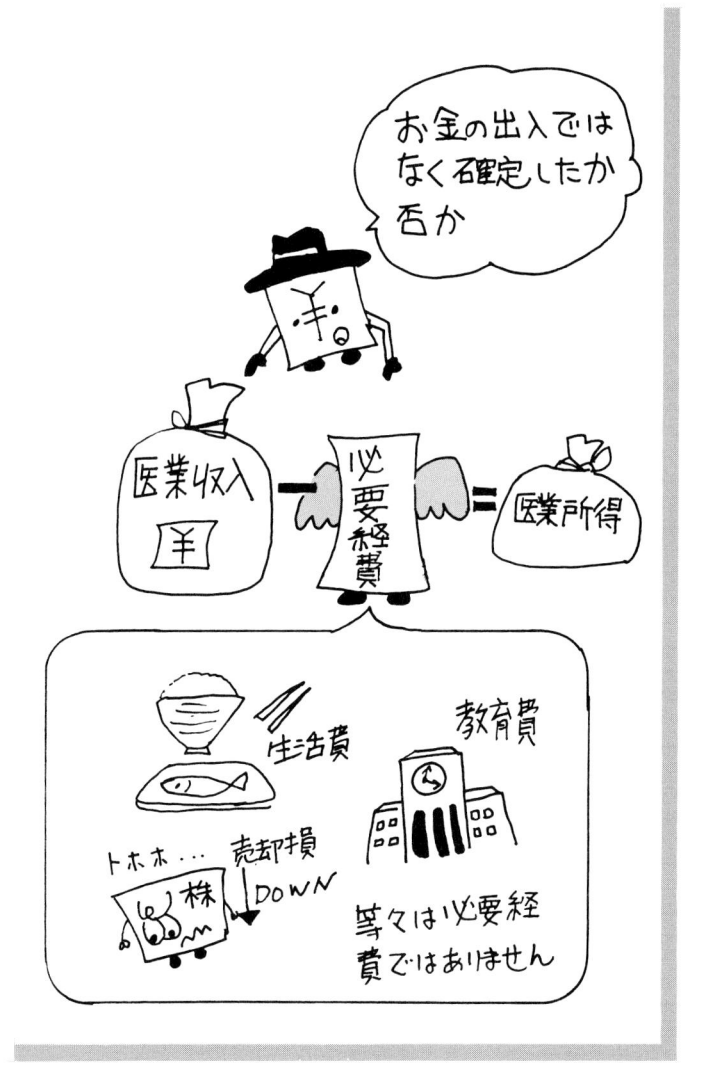

第3章 個人医院の所得にかかわる税務

3 収入区分が必要なワケ

歯科医院の収入は，保険診療収入・自由診療収入・医業外収入の3つに分けられますが，おおよそ次のようになります。

①**保険診療収入**……社会保険診療報酬支払基金・国民健康保険連合会より振り込まれる金額とこれらに関する窓口徴収額

②**自由診療収入**……自費診療報酬・保険制限外診療報酬・歯列矯正診療報酬・歯科の差額徴収（保険外補綴）・診断書作成料や文書料収入など

③**医業外収入**……集団検診料，歯ブラシや口腔洗浄器などの販売代金，使用済金属やレントゲン現像液の売却代金，老人医療等の利子補給金，仕入先からのリベート収入などの診療行為に付随しない収入

歯科医院の収入をこのように区分するのは，「社会保険診療報酬の特例」により所得を計算するために必要だからです。詳しくは本章の7項および8項で説明してありますが，社会保険診療報酬については，その収入金額に一定の経費率をかけて求めた金額と実際の経費額とのいずれか多いほうの金額を，保険診療収入の必要経費とすることができます。また，消費税の計算にあたっても，このような収入区分が必要になります。

なお，学校医や嘱託医の報酬，休日診療や検診業務の委嘱料などは給与所得，原稿料や講演料などは雑所得となりますので，所得金額には含まれますが，医業所得の計算には含まれません。

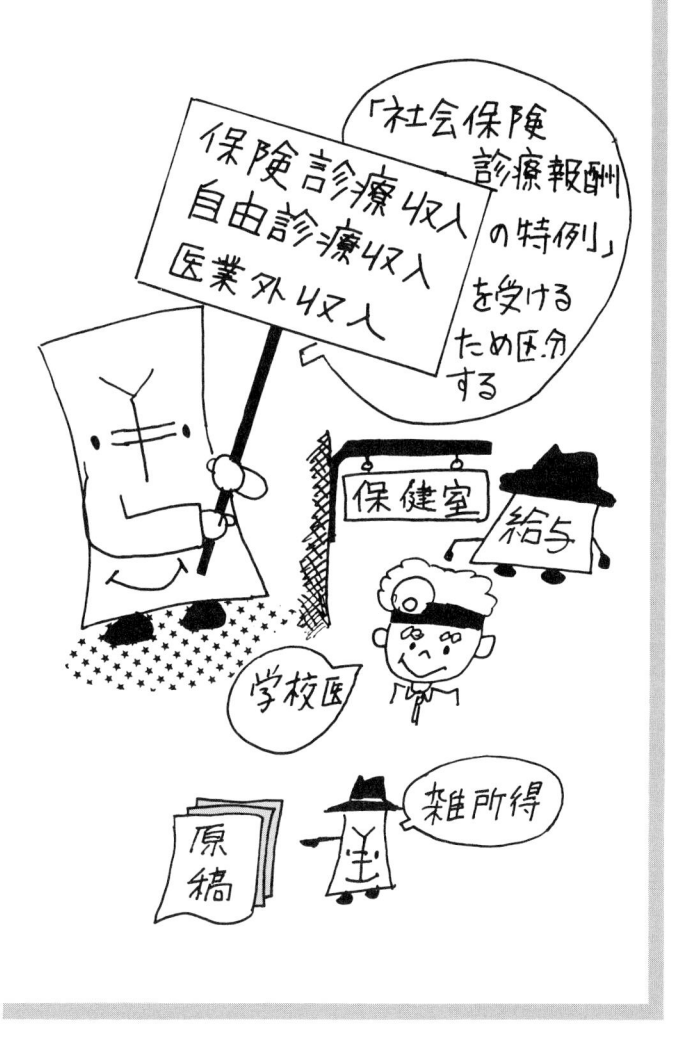

第3章　個人医院の所得にかかわる税務

4 歯列矯正料の計上時期は

　歯列矯正治療を行う場合は，治療にかかる料金についてあらかじめ患者に説明し，受診の応諾を得た上で治療を開始し，矯正料については，矯正装置を装着した日など治療を開始した初期の段階で，その全額を受領するのが通例となっています。また，治療を途中でやめた場合にも，受領した矯正料の一部を患者に返還しなければならないものでもないようです。さらに，治療や診療を行った際には，処置料などをそのつど受領する慣行もあります。

　所得税においては，診療などのサービスの提供による収入金額の計上時期は，そのサービスの提供が完了した日とするのが原則です。しかし，サービスの提供による報酬を期間の経過またはサービスの提供の程度などに応じて収入する特約または慣習がある場合は，その特約または慣習により収入を計上しなければなりません。したがって，上述のような慣習あるいは契約によって診療が行われている歯列矯正については，患者との合意にもとづき矯正料を請求・受領した日に，収入すべき権利が確定したものとみなされます。つまり，矯正料を受領した日の属する年度にその全額を収入として計上しなければならず，一部を前受金として，治療のすすみ具合に応じて収入計上することは認められません。

　なお，診療を途中でやめた患者に対して，受け取った矯正料の一部を返還した場合には，そのときに債務が確定したと考えられますので，返還額をその年度の必要経費とすることができます。

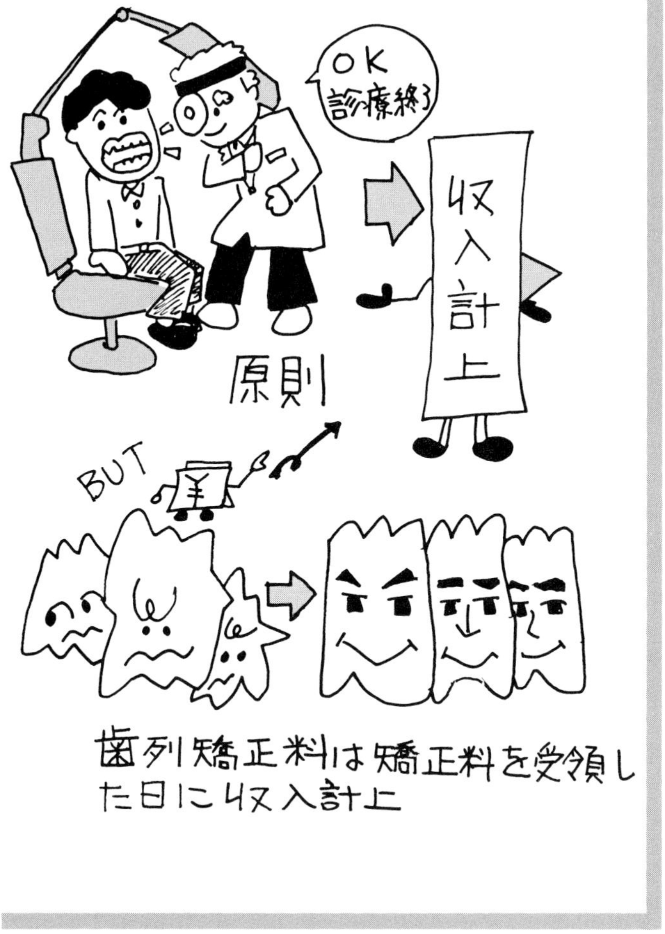
OK
診療終了
収入計上
原則
BUT
歯列矯正料は矯正料を受領した日に収入計上

5 自家診療はどういう扱いになるか

　歯科医師が，自己や自己の扶養親族などのために医療行為を行うことを，税務においては「自家診療」といいます。また，薬品などの棚卸資産を家事のために使用することを「自家消費」といい，事業所得の計算にあたっては，消費した棚卸資産の価額に相当する金額を，総収入金額に加算しなければなりません。

　自家診療と自家消費の違いは，サービスの提供とモノの消費ということですが，税法は，モノの消費があった場合にのみ総収入に加算することを求めています。したがって，歯科医師が家族などに提供した診察や処置などのサービスの提供については，自家消費には該当せず，医業所得の計算においても，総収入金額に加算する必要はありません。

　しかし，治療のためにつかった薬品や材料などは棚卸資産ですから，消費した部分については，一般の患者に請求する価額で総収入金額に計上しなければなりません。ただし，仕入原価以上の金額をもって自家消費の額を帳簿に記載し，総収入金額に加算している場合には，その額が薬価基準の70％以上であれば税務上はその処理が認められます。

　なお，従業員に対する医療行為は，その医療行為の原価相当分が現物給与とみなされますので，給与に加算して源泉所得税が課税されます。給与加算した額は必要経費とするとともに，総収入金額に加算しなければなりません。

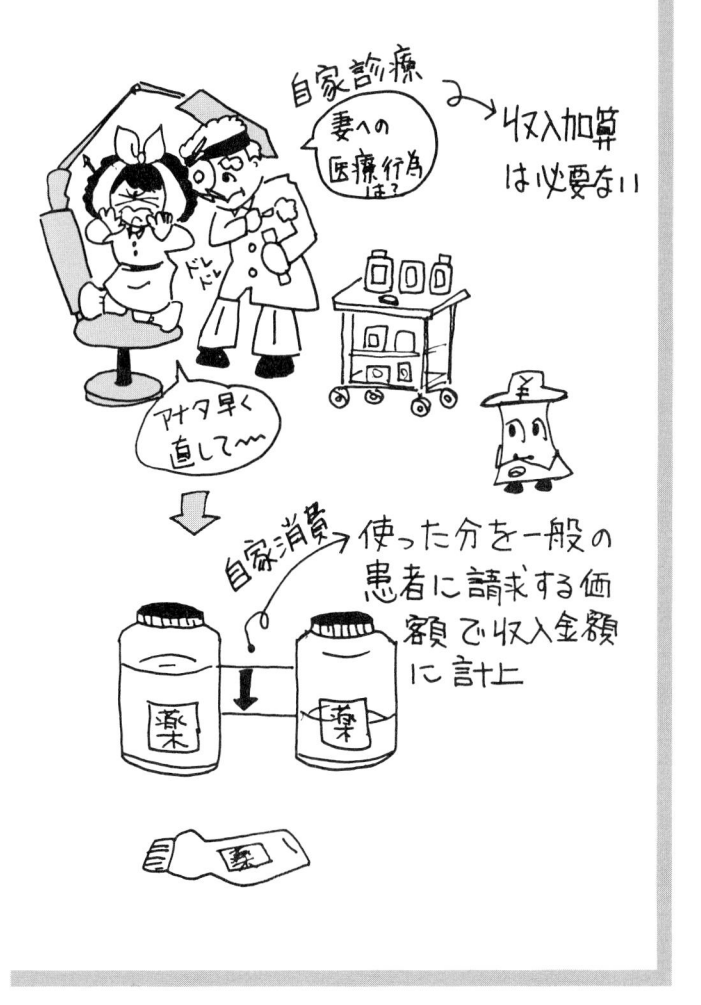

第3章　個人医院の所得にかかわる税務　69

6　必要経費とはなにか

　その年分の医業所得の金額などの計算において収入から差し引くことができる「必要経費」とは，歯科医療事業の収入を得るために直接かかった費用と，歯科医院の管理維持のためにかかった費用との合計額になります。医業所得を計算するときには，未払のものも含めて，必要経費をもれなく計上することが大切になります。つまり，経費が多ければ所得が少なくなり，税金が少なくなるからです。しかし，税金が少なくなるからといって，個人的な飲食費などのプライベートな出費まで経費にすると，脱税になりますので注意が必要です。

　患者の治療につかった材料や薬品代，技工所に支払う外注技工料，従業員の給与・賞与・退職金，それに福利厚生費などの人件費，固定資産税などの税金，医院の電気・ガス・水道代，交通費・電話代・職員の募集広告費・接待交際費・火災保険料・修繕費・減価償却費・消耗品代・支払利息・賃借料・諸会費などの一般経費，それに事業専従者控除額などが必要経費になります。

　このほかに，青色申告をする場合にだけ認められる必要経費として，貸倒引当金繰入損・退職給与引当金繰入損・青色事業専従者給与などがあります。

　なお，年間の社会保険診療報酬の合計額が5,000万円以下の場合には，次項に述べる特例を適用し，一定の経費率で計算した金額を必要経費とすることができます。

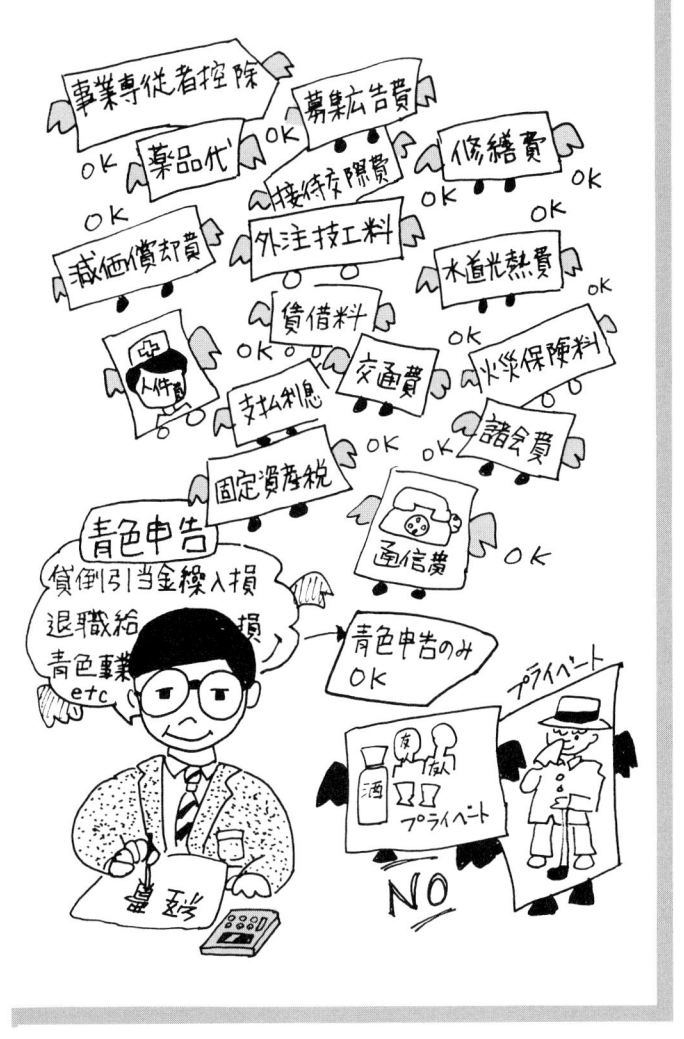

第3章　個人医院の所得にかかわる税務　71

7 社会保険診療報酬の特例とは

 「社会保険診療報酬の特例」は「4段階の特例」あるいは「医師優遇税制」ともいわれ，医業または歯科医業を営む者が受ける社会保険診療報酬にかかる事業所得の金額の計算に際し，その必要経費を4段階の概算経費率をつかって計算することを認めるもので，所得計算の原則である実額計算の例外規定として，租税特別措置法に定められている計算方法です。

 この特例は，その年分の社会保険診療報酬について支払を受けるべき金額が5,000万円以下（源泉徴収された税額があるときには，その税額を差し引く前の金額）であれば，青色申告，白色申告に関係なく適用することができます。また，実額計算が有利な場合は，実額計算で確定申告を行うこともできます。ただし，この特例を受けるためには，確定申告書に，この特例の適用を受けて所得金額を計算した旨を記載しなければなりません。

 社会保険診療報酬の特例には，固有経費や共通経費の自由診療・その他収入への按分の問題がありますが，実額計算にくらべて計算が簡単で，多くの場合この方法が実額計算よりも有利となるので，広く利用されています。しかし，開業年度やその後の数年間のように，実額計算が有利となる場合もしばしば見受けられますので，安易にこの特例を選択することなく，有利不利をよく見極めた上で適用することが肝要です。また，一度選択した方法は，その後の修正申告では変更できませんので注意が必要です。

概算経費の速算表

社会保険診療報酬	概算経費の速算式
2,500万円以下	左の金額×72%
2,500万円超3,000万円以下	左の金額×70%＋ 50万円
3,000万円超4,000万円以下	左の金額×62%＋290万円
4,000万円超5,000万円以下	左の金額×57%＋490万円

⬇

☆社会保険診療報酬が4,900万円の場合の所得の例
　4,900万円−(4,900万円×57%＋490万円)＝1,617万円

医業所得の算定

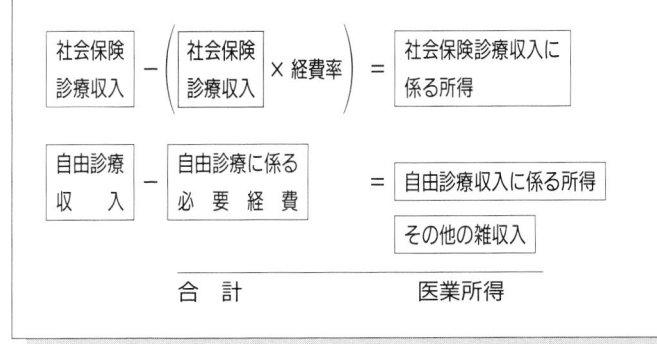

社会保険診療収入 −（社会保険診療収入 × 経費率）＝ 社会保険診療収入に係る所得

自由診療収入 − 自由診療に係る必要経費 ＝ 自由診療収入に係る所得

その他の雑収入

―――――――――――――――――――
合　計　　　　　医業所得

8 特例計算時の必要経費の按分方法

　社会保険診療報酬の特例を適用して所得を計算する場合には，総収入金額を社会保険診療にかかる分と自由診療・その他収入にかかる分とに区分しなければなりませんが，同時に，必要経費についても社会保険診療にかかる分と自由診療・その他収入にかかる分とに区分して，それぞれの区分ごとに所得を計算しなければなりません。

　社会保険診療，自由診療・その他収入のいずれかの必要経費であることが明らかな固有経費については，それぞれに区分します。たとえば事業税は，自由診療・その他収入にかかる所得だけを課税対象にしますので，自由診療・その他収入の必要経費となります。材料薬品費や外注技工料などは，社会保険診療と自由診療・その他収入のいずれにかかったものかが明らかな場合は，それぞれに区分することができます。

　一方，人件費・減価償却費・固定資産税・専従者給与などのように，どちらの経費であるのかハッキリしない共通経費は，①使用薬価の比，②延患者数の比，③その他その経費の種類に応じた適切な基準によって区分することになっています。ちなみに，東京国税局では「医師及び歯科医師の青色申告決算書（付表の1）」および「収支内訳書（一般用）の付表（医師及び歯科医師用）」に図のような計算式を示し，これによって計算される「自由診療割合」によって共通経費を区分計算することとしています。

共通経費の区分計算

(東京国税局の場合)

(1) 診療実日数の割合による場合(原則的方法)

$$\frac{自由診療実日数}{総診療実日数}=自由診療割合$$

(2) 診療収入の割合による場合((1)により難い場合)

$$\frac{自由診療収入}{総収入金額}\times 調整率=自由診療割合$$

調整率は、自由診療と保険診療の単価の違いによる経費の按分を補整するもので、歯科医の場合は75%となっています。

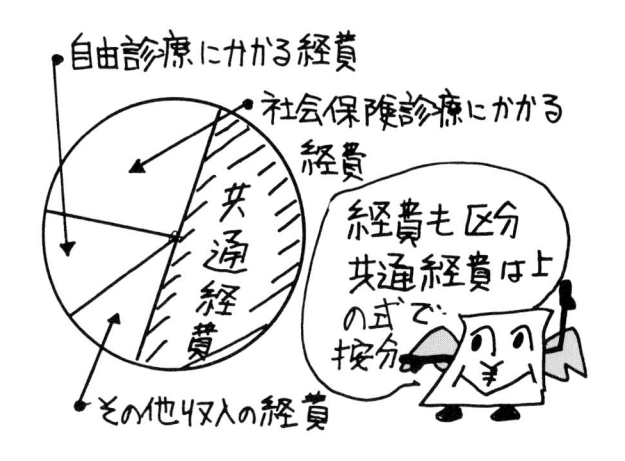

自由診療にかかる経費
社会保険診療にかかる経費
共通経費
その他収入の経費

経費も区分 共通経費は上の式で按分

9 家族従業員に支払う給与の取扱い

　配偶者や親族など生計を一にする家族従業員に支払う給料は，これらの人が事業専従者となる場合以外は，必要経費とすることができません。事業専従者とは，生計を一にする配偶者や15歳以上の親族のうち，その年を通じてもっぱら事業に従事している期間が，原則として6カ月を超える人のことをいいます。したがって，他に勤務し帰宅後たまたま手伝う場合は除かれますが，事業に従事しながら育児その他の家事に従事する場合であっても，もっぱら事業に従事している事実があればこれに該当します。

　青色申告書を提出する納税者が，その年の3月15日までに「青色事業専従者給与に関する届出書」に所定の事項を記入して所轄の税務署長に提出し，毎月一定の日に事業専従者に給与を支払う場合には，届出書に記載した金額，実際に支払った金額，労働の対価として相当であると認められる金額のうち，もっとも少ない金額を必要経費とすることができます。したがって，税務上，適正額として決められた給与の金額はありません。

　一方，白色申告者の場合には，支払った給料を必要経費とすることはできませんが，事業専従者がいる場合には，事業専従者控除額を必要経費とすることができます。事業専従者控除額を受けるためには，確定申告に記載するだけで，事前の届出や給料の支払は必要ありませんが，控除額は，配偶者である事業専従者が年86万円，その他の事業専従者が年50万円の定額となっています。

必要経費

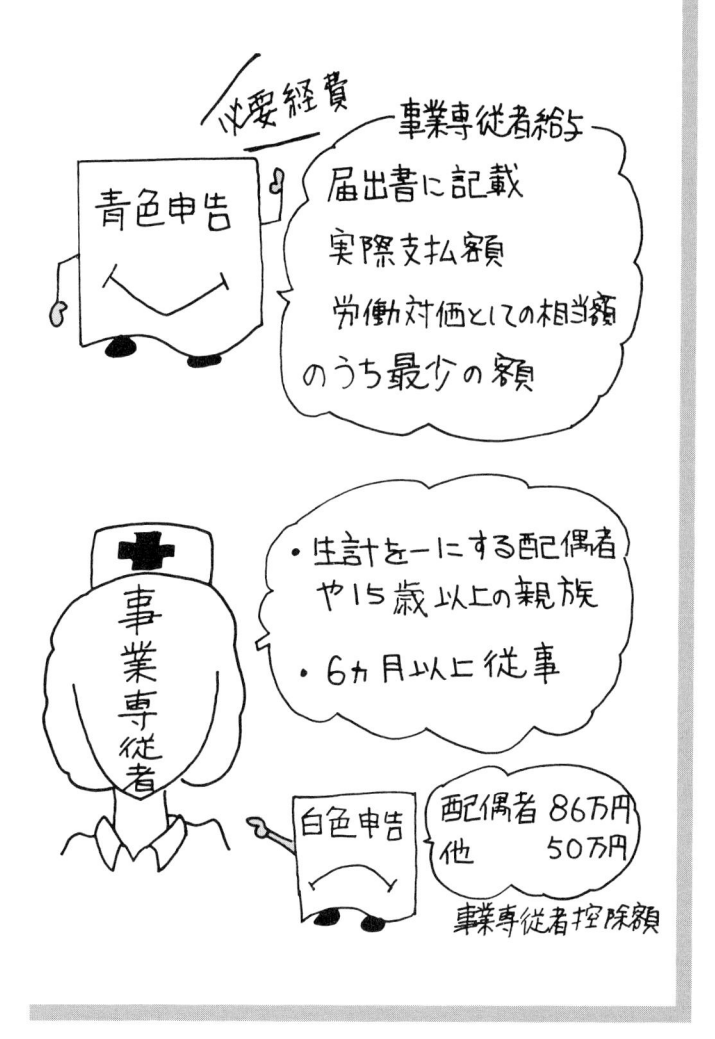

青色申告
- 事業専従者給与
  - 届出書に記載
  - 実際支払額
  - 労働対価としての相当額
  のうち最少の額

事業専従者
- 生計を一にする配偶者や15歳以上の親族
- 6カ月以上従事

白色申告
配偶者 86万円
他   50万円
事業専従者控除額

10 身内に支払う家賃などの取扱い

　父親などの親族が所有する土地や建物を借りて開業し，家賃や地代を支払うことは珍しいことではありませんが，税務上はこのような場合，生計を一にするかどうかで取扱いが異なります。

　生計を一にする親族に支払う家賃や借入金の利息などについては，それが対価として相当な金額であったとしても，その支払った金額を必要経費とすることはできません。しかし，親族が受け取った対価については収入がなかったものとみなされ，一方，親族がその収入を得るために支払った費用（たとえば固定資産税・減価償却費・火災保険料・支払利息など）は医業所得の計算上，必要経費とすることができます。

　生計を一にしていない親族に支払う家賃や利息などは，通常の場合と同様に扱われますので，支払金額をその年分の必要経費とすることができます。ただし，この場合は，親族が受け取った家賃などはその親族の収入となるため，親族に対して，別個に所得税が課税されます。

　この取扱いのポイントは「生計を一にする」かどうかですが，同居の場合には，明らかに独立した生活をしていないかぎり「生計を一にしている」ことになります。

　また，仕事や勉強のために一緒に住んでいなくても，生活費を送っているとか，休みには一緒に生活をしていれば「生計を一にしている」とみなされます。

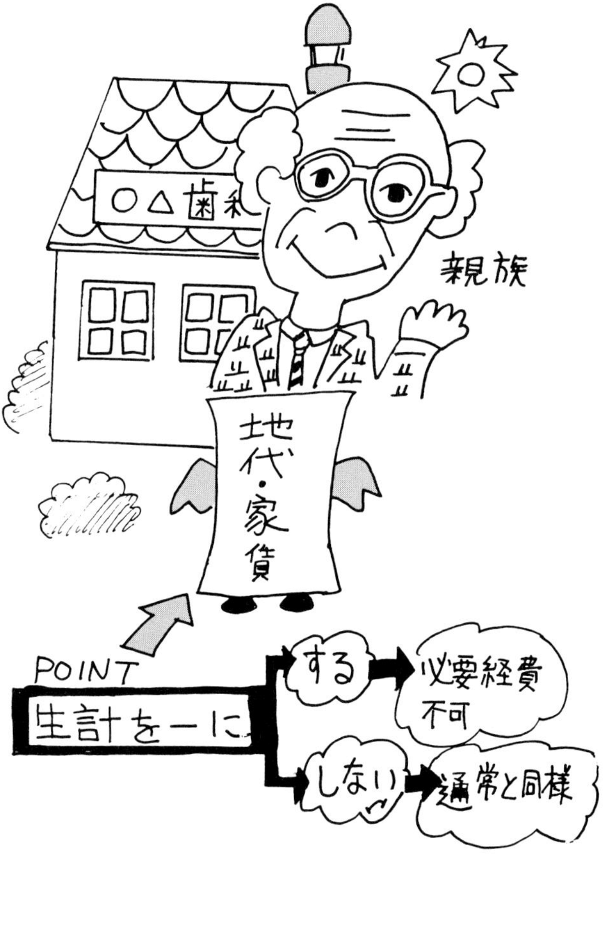
○△歯科
親族
地代・家賃
POINT
生計を一に
する
必要経費不可
しない
通常と同様

11 必要経費とならない費用とは

 ドクターは，歯科医院などの事業主として収益活動を営むと同時に，個人として消費活動を営んでいます。したがって，個人が支出する費用のすべてが必要経費となるものではありません。必要経費として収入から控除できるものは，営業に関して生じた費用にかぎられ，消費活動のために支出される家事上の経費は，所得の処分として支出されるものであり，所得を得るためのものでないので，必要経費とすることはできません。

 税法では，このような家事上の経費のほかに，次のような経費についても，経費の性格や政策的見地，課税技術上の理由などから，必要経費にならないと定めています。

①水道料・電気料・電話料など，家事上の経費と事業上の経費が混在している費用を家事関連費といいますが，家事関連費は，事業の遂行上，直接必要であることが明らかな部分のみが，必要経費になります。

②所得税および住民税は，所得が帰属する人を対象として課税されるため，必要経費とはなりません。また，これらの加算税など附帯税も，原則として必要経費にはなりません。

③罰金・科料・過料は，事業に関連するものであっても，その性格上，必要経費とすることはできません。

④故意または重大な過失があった場合の損害賠償金などは，必要経費になりません。

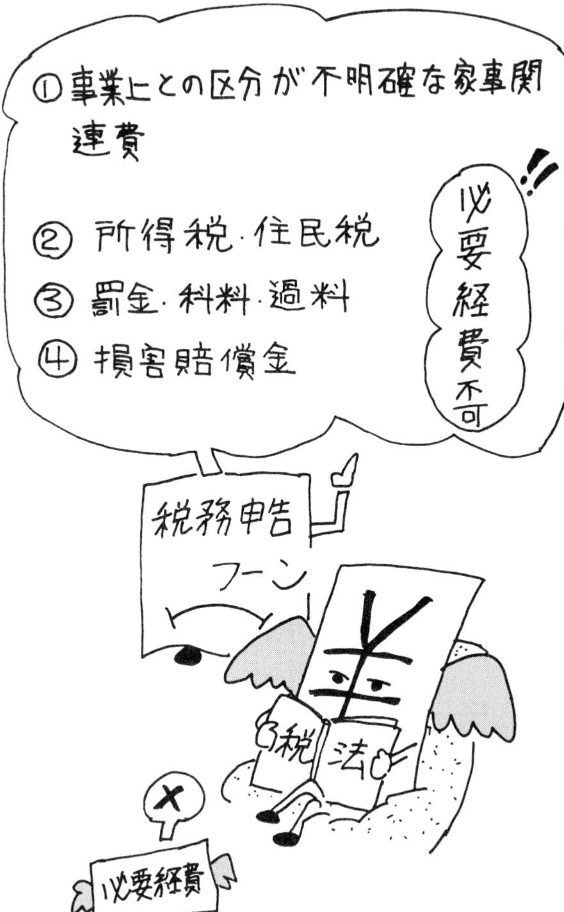
①事業上との区分が不明確な家事関連費
②所得税・住民税
③罰金・科料・過料
④損害賠償金
必要経費不可
!!
税務申告
フーン
税
法
必要経費

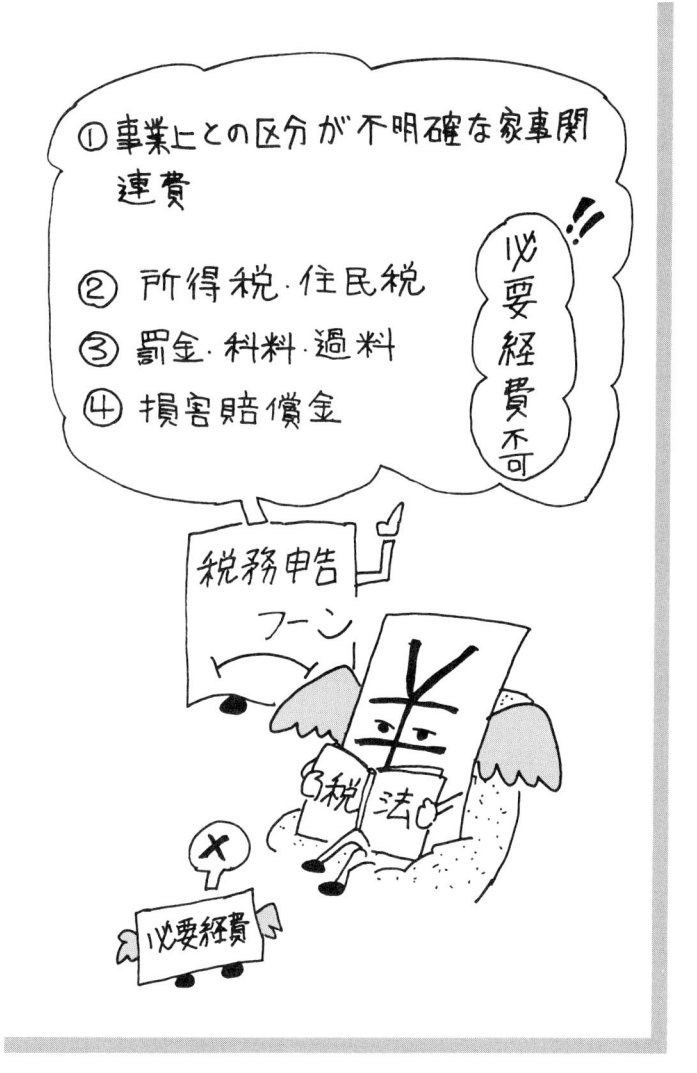

第4章

一人医師医療法人の設立に関する税務

1 医療法人とはどのようなものか

　平成14年3月末現在で，歯科の医療法人は全国で7,599ありますが，医療法人は，医療法にもとづいて設立される病医院を経営する特殊法人になります。医療法人が行うことのできる業務については，医療法により決められていますので，株式会社などのように営利を目的とした事業を自由に行うことはできません。

　医療法人には，医療法人社団と医療法人財団とがあり，医療法人社団には，出資持分の定めのあるものと出資持分の定めのないものとがあります。「出資持分の定めのある医療法人社団」というのが一番多い設立形態ですが，設立形態により運営や税務などに微妙な違いがでてきます。

　昭和61年10月までは，病院以外は，医師もしくは歯科医師が常時3人以上勤務する診療所でなければ，医療法人とすることができませんでしたが，昭和60年12月の医療法改正の目玉として「一人医師医療法人」が認められました。この結果，現在では，常勤の医師または歯科医師が1人の診療所でも，手軽に医療法人とすることができます。歯科の医療法人の多くは，この一人医師医療法人になりますが，一人医師医療法人は，基本的には従来の医療法人と異なるものではありません。

　法人化の目指すものは，家計と経営の分離や経営の合理化・近代化にあるといわれますが，税負担の合法的軽減も，その大きな目的のひとつとなっています。

一人医師医療法人制度

区　　分	従来の医療法人	一人医師医療法人
人的要件		
医師の数	常時3人以上勤務	常時1人以上勤務
理事の数	3人以上	1人以上 (2人以下の場合は知事の認可が必要)
理事長の資格	原則として医師または歯科医師	左に同じ
監　　事	1人以上	左に同じ
資産要件		
自己資本	病院または老人保健施設を開設する医療法人は資産の総額の100分の20に相当する額以上の自己資本が必要	自己資本についての定めはない

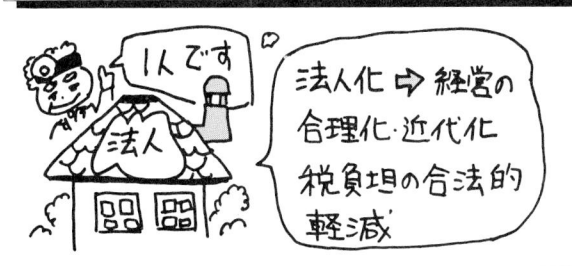

「1人です」
法人

法人化 ⇨ 経営の合理化・近代化
税負担の合法的軽減

2 医療法人の税務上の取扱い

　法人税では，法人を，公共法人，公益法人等，協同組合等，人格のない社団等，普通法人の5つに区分して，それぞれについて納税義務の有無，課税所得の範囲，適用税率などを定めています。たとえば，国立病院などの公共法人は非課税ですし，学校法人・社会福祉法人などは，収益事業に該当するものを営む場合にかぎり，低率の課税が行われるようになっています。

　昭和60年12月の医療法の改正によって，一人医師医療法人が認められましたが，このことによっても，医療法人は，医療法の規定によって設立される社団または財団であるということには変わりはありませんでした。医療法人は，商法上の会社のように営利を目的とすることはできず，また剰余金の配当も禁止されています。しかし，医療法人には，積極的な社会的公益性が要求されているわけではないとの理由で，法人税法上の区分では，医療法人は「普通法人に該当」するものとされます。したがって，法人税法においては，医療法人は，株式会社などの一般の営利法人とまったく同じものとして取り扱われています。

　しかし，一般の普通法人とは異なり，租税特別措置法に規定される特定医療法人の場合には，収益事業を営む公益法人と同じ法人税の税率が適用されたり，また，同族会社の留保金課税の適用がなく，社会保険診療報酬の特例の適用が認められるなど，若干の差異があります。

法人の種類と課税関係

法人の分類		代表的なもの	課税関係
内国法人	公共法人	地方公共団体・国民金融公庫 日本育英会・日本道路公団	すべての所得が非課税
	公益法人等	学校法人・宗教法人 商工会議所・日本赤十字社	収益事業からの所得について課税
	人格のない社団等	PTA・クラス会 労働組合	
	協同組合等	信用金庫・農業協同組合 消費生活協同組合	すべての所得に対して課税
	普通法人	株式会社・有限会社 合資会社・医療法人	
外国法人	公共法人		すべての所得が非課税
	公益法人等		国内源泉所得かつ収益事業のみ課税
	人格のない社団等		
	普通法人		国内源泉所得に対して課税

3　一人医師医療法人の設立手続き

　一人医師医療法人の設立の認可は，ふつうの場合，都道府県知事が行います。ただし，複数の都道府県において病院や診療所を経営する場合は厚生大臣の認可が必要になりますので，その主たる事務所の所在地の知事を経由して申請書を厚生大臣に提出し，認可をもらうことになります。

　一人医師医療法人の設立のための申請書類や資産要件などは，簡素化される傾向にありますが，歯科診療所の運営に必要な施設やお金が十分にあるかどうか，定款や寄付行為の内容が適法かどうか，社員や理事の構成に問題はないかなどが厳しくチェックされ，さらに都道府県の医療審議会での意見聴取などもありますので，設立準備から登記完了までの期間としては半年以上を見込む必要があります。また，都道府県によって異なりますが，医師会への事前相談を求められたり，申請のタイミングが年に2～3回しかないなどの制約，あるいは都道府県の開催する説明会への参加が申請の要件になっているなど，事前に確認すべき事項もたくさんあります。

　設立認可書を受領すると，所定の書類を添えて法務局に設立登記の申請をし，出資金の払込みを行います。また，設立登記が終わると，設立登記完了届を遅滞なく都道府県知事に提出し，税務署に対しても設立の日以後2カ月以内に，法人設立届などの書類を提出しなければなりません。

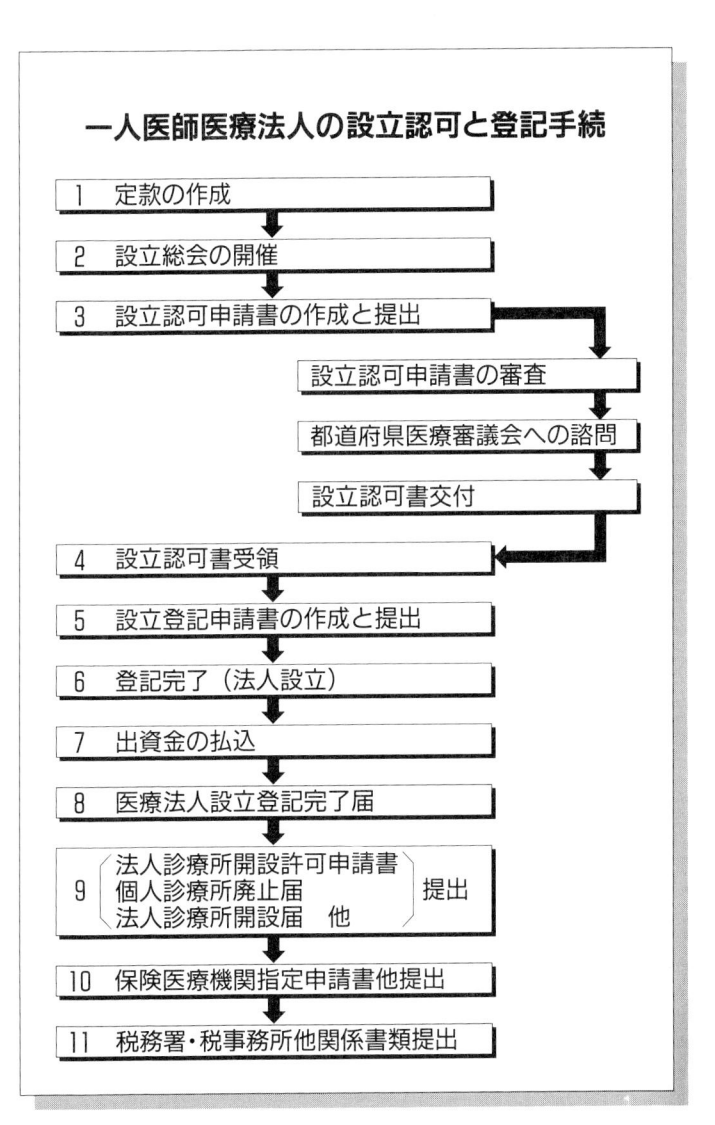

一人医師医療法人の設立認可と登記手続

1. 定款の作成
2. 設立総会の開催
3. 設立認可申請書の作成と提出
   - 設立認可申請書の審査
   - 都道府県医療審議会への諮問
   - 設立認可書交付
4. 設立認可書受領
5. 設立登記申請書の作成と提出
6. 登記完了(法人設立)
7. 出資金の払込
8. 医療法人設立登記完了届
9. 法人診療所開設許可申請書 / 個人診療所廃止届 / 法人診療所開設届 他 提出
10. 保険医療機関指定申請書他提出
11. 税務署・税事務所他関係書類提出

4 法人化したときの税務上のメリット

　一人医師医療法人制度には，家計と経営の分離や，診療所経営の合理化・近代化などのネライがありますが，実際には，毎年の所得税の負担の軽減と相続税対策などの税務対策のために医療法人の設立を考える場合が多いといえます。とくに，収入が5,000万円を超え，社会保険診療報酬の特例を受けられなくなる段階での法人化が多いようです。

　個人の歯科診療所を医療法人化すると，個人の事業所得が法人の所得と個人の所得に分かれますので，大きな節税効果が生まれます。節税になる要因としては，次のようなものがあります。

①法人税と所得税の税率の差によるトータルの節税効果がある
②医療法人から受ける役員給与について，給与所得控除が受けられるので，その分税額が少なくなる
③専従者給与が役員給与となるため，報酬支払額の増額が可能になり，所得分散効果が大きくなる
④家族役員など複数の役員に給与を支払うことができるため，所得分散効果がある
⑤理事長を含め役員に退職金を支払うことができる
⑥法人契約の生命保険料の一部を損金算入できる……など

　しかし，医療法人にした場合には，複式簿記での記帳が求められる，交際費について限度額がある，申告書が複雑になるなどのデメリットもあります。

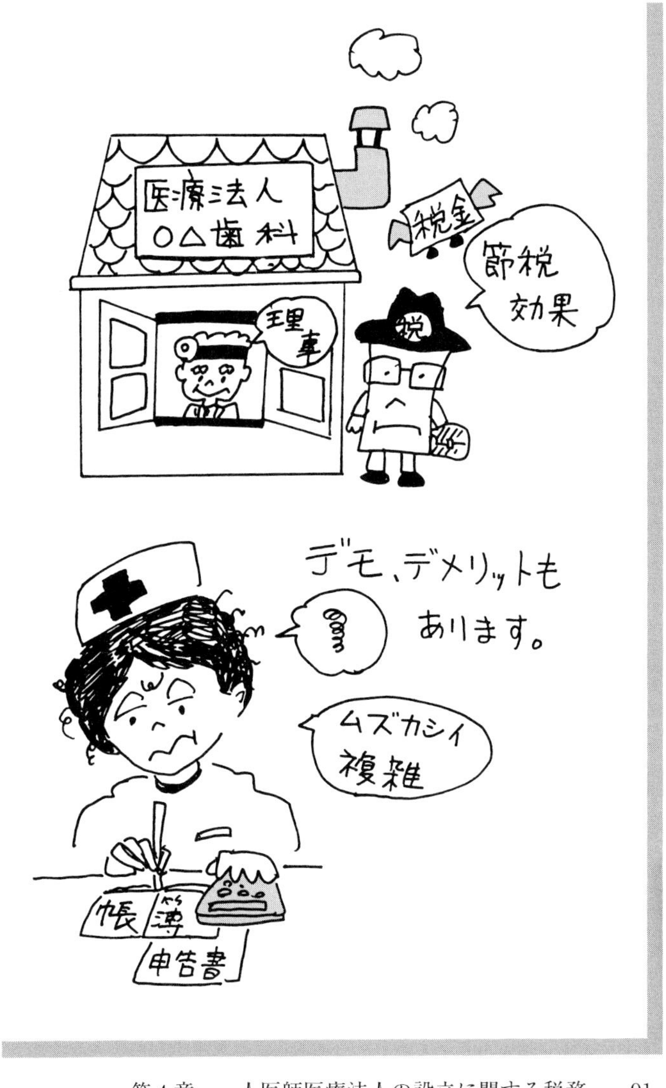
医療法人
○△歯科
理事
税金
節税
効果
税
デモ、デメリットも
あります。
ムズカシイ
複雑
帳簿
申告書

5 医療法人設立年度の税務はどうなるか

　個人の事業を法人形態に組織変更することを、一般に「法人成り」といいますが、一人医師医療法人の設立も、この法人成りのひとつです。したがって、院長の所得について、税務上、次のような3つの所得税の問題が生じます。

　①個人診療所の廃業による廃業日までの事業所得の問題
　②個人から法人への資産引継ぎにともなう譲渡所得の問題
　③法人成りした後の法人から受け取る給与や建物などの賃貸料収入の問題

　院長個人の税金としては、一人医師医療法人設立の日までは、従来どおり個人の開業医としての事業所得を計算し申告します。そして、法人成り後は、医療法人からもらう理事長報酬を給与所得として申告することになります。また、個人所有の土地や建物を一人医師医療法人の経営する歯科医院に賃貸する場合には、賃貸料収入が不動産所得となり、貸付金がある場合には、利息収入が雑所得になります。また、法人設立に関連して、土地・建物・医療器械・事務機械などを、その資産の取得費よりも高い値段で譲渡すると、譲渡所得が発生します。これら個人として受け取る所得は、翌年3月15日までに確定申告することになります。

　なお、一人医師医療法人としては、医療法人設立の日から定款で定める決算日までの期間の所得を計算し、法人の所得として申告することになります。

1月1日

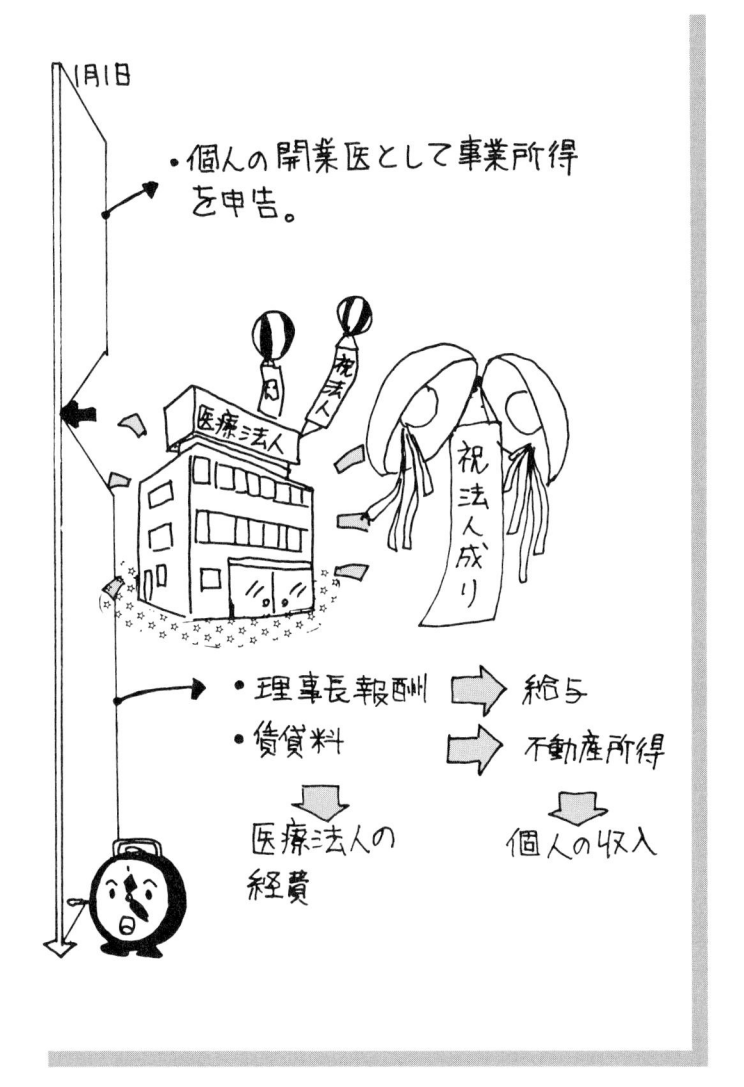

・個人の開業医として事業所得を申告。

祝法人成り
医療法人

・理事長報酬 ⇒ 給与
・賃貸料 ⇒ 不動産所得

⇓ ⇓
医療法人の経費　個人の収入

6 出資者にも税金がかかる場合がある

　一人医師医療法人を設立するに当たり，それまで使っていた個人所有の医院用地や建物を法人に出資すると，その出資者に譲渡所得税が課税されます。これは，税法では，売買による譲渡のほか，交換・収用・寄付・現物出資などで資産の移転があった場合も，譲渡があったとみなすことにしているからです。

　設立される一人医師医療法人が「出資持分の定めのある医療法人社団」である場合には，金銭での出資であれば税金がかかることはありません。不動産などを出資する場合は，税務では，出資をする土地や建物を譲渡して現金化し，その代金をもって出資したとみなしますので，出資をする土地や建物の取得費と医療法人の受入価額との差額が譲渡所得となり，所得税が課税されます。また，譲渡所得を少なくしようとして，医療法人の受入価額を時価の2分の1以下にすると「低額譲渡」ということになり，実際の受入価額とは関係なく，時価で譲渡があったものとみなされて，譲渡所得税が課税されます。「医療法人財団」または「出資持分の定めのない医療法人社団」に対し，土地・建物の寄付による出資をした場合にも，同じように時価で譲渡があったものとみなされ，譲渡所得が課税されます。

　いずれの場合にも，土地など含み益のある資産を現物出資すると，出資者に対し譲渡所得課税の問題が生じます。したがって，金銭を中心とした出資をまず行うよう留意してください。

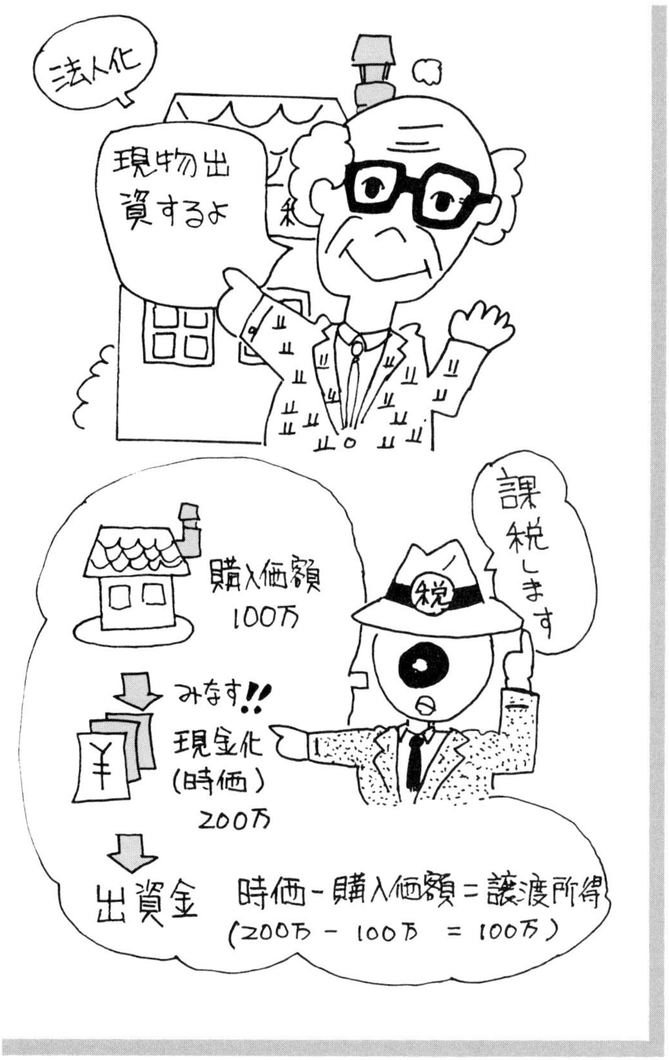

法人化
現物出資するよ
課税します
購入価額
100万
みなす!!
現金化
(時価)
200万
出資金
時価－購入価額＝譲渡所得
(200万 － 100万 ＝ 100万)

7 設立される医療法人に贈与税がかかる場合がある

相続税法では，公益法人等その他公益を目的とする事業を行う法人に対し，財産の贈与または遺贈があった場合，その贈与や遺贈によって，その贈与者または遺贈者の親族，その他同族関係者の相続税や贈与税の負担が不当に減少する場合には，その法人を個人とみなして，贈与税または相続税を課税することにしています。この規定は，公益に名をかりて自己の財産を法人名義にかえ，実質的にも形式的にも，その法人の支配権を掌握し，不当に税金負担を軽減し，課税を免れようとすることを制限ないし防ぐために設けられた規定です。

医療法人財団および出資持分の定めのない医療法人社団は，ここでいう「その他公益を目的とする事業を行う法人」に該当します。したがって，これらの形態での医療法人の設立を目的として財産を提供した場合，このことによって，その贈与者の親族やその他これらと特別の関係にある者の贈与税の負担が不当に減少する場合には，設立される医療法人を個人とみなして，贈与税の課税が行われます。

なお，出資持分の定めのある医療法人社団に対し，金銭や土地などの資産を出資しても，その出資相当額は，出資持分にかわるだけですので，出資を受け，新たに設立される医療法人にはなんら利益は発生しません。したがって，出資に関連して，相続税や贈与税の課税関係が生じることはありません。

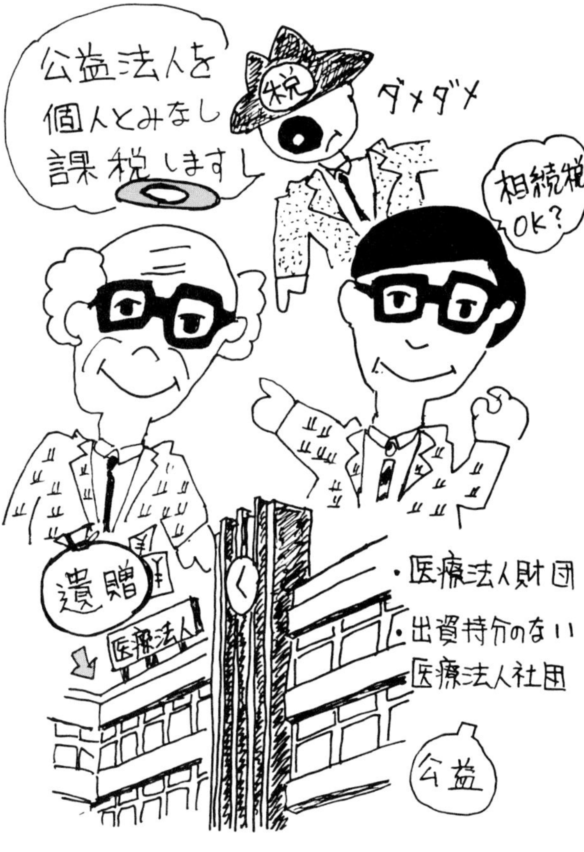
公益法人を
個人とみなし
課税します
ダメダメ
相続税
OK?
遺贈
医療法人
・医療法人財団
・出資持分のない
医療法人社団
公益

8 専従者の給与はどうなるのか

　法人税においては事業専従者という考え方がありませんので，いままで事業専従者として扱われていた院長夫人は，一人医師医療法人を設立すると，常務理事に就任し，理事長を補佐するのがふつうです。したがって，一人医師医療法人設立後は，院長夫人は，常時勤務することにより，常勤理事の報酬（給与所得）を受け取ることになります。常勤理事の報酬の適正額は，収益面からみて法人が支払可能な金額であり，かつ，職務の内容に照らして妥当な金額であれば，いくらでもよいことになります。

　1年の途中で法人成りをしたような場合，法人成りまでの期間について，院長夫人が事業専従者としての取扱いが受けられるかどうかは，青色申告と白色申告との場合で異なります。

　青色申告の場合は，法人成りの年度の1月1日から一人医師医療法人設立の日までの期間の2分の1を超えて事業に従事していれば，青色専従者として認められます。通常年度では，事業専従者として専ら事業に従事していたかどうかの判定は，従事期間が6カ月を超えるかどうかですが，開業・廃業などの理由により，その年中を通じて事業が営まれなかった場合は，従事可能と認められる期間の2分の1を超える期間従事していれば十分です。

　一方，白色申告の場合は，開業・廃業年度の特別な規定がありませんので，従事期間が6カ月を超える場合にかぎり，事業専従者控除が受けられることになります。

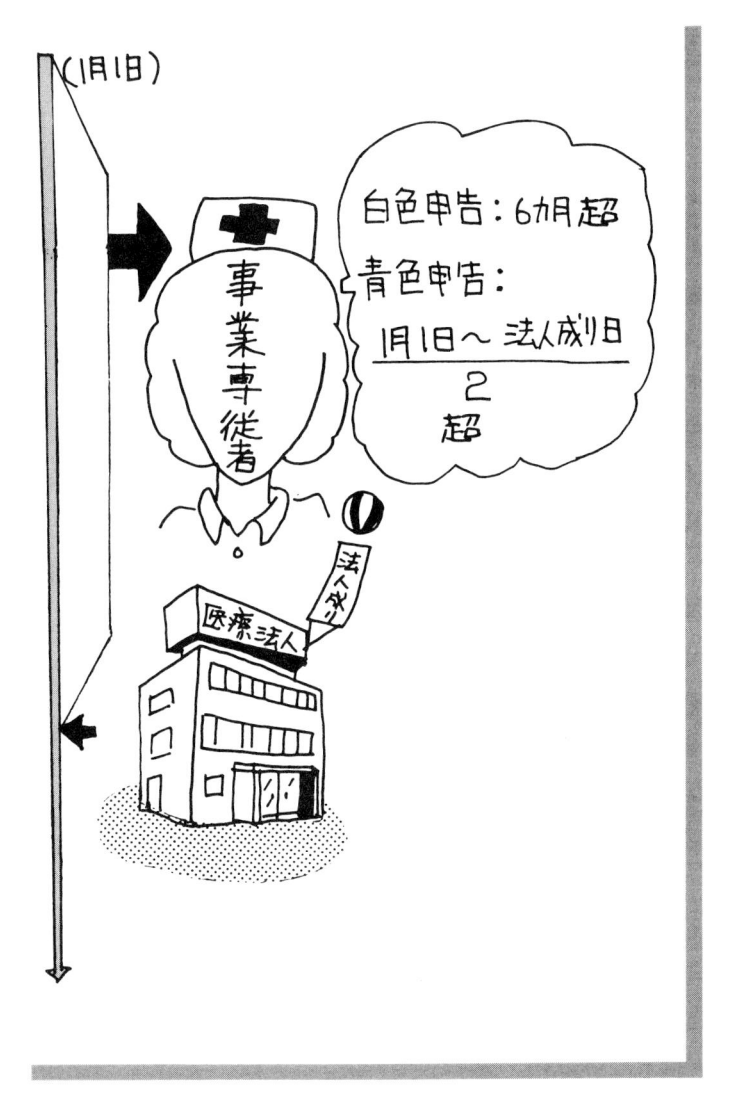

9 個人医院時代の従業員の退職金の取扱い

　法人成りは，個人の事業をやめ，新たに法人を設立するものですから，個人医院時代の従業員をそのまま引き続いて雇用するとしても，従業員は，個人の事業をやめた日をもって個人事業を退職し，新しく設立された一人医師医療法人に改めて雇用されたと考えます。したがって，個人医院をやめたときに退職の事実が発生したものとして退職金が精算され，個人事業主がその金額を負担するのが原則となります。税務上は，一人医師医療法人設立時点で打切り精算し，個人の事業所得の計算をするときに，その年度の経費として処理しておけば問題はありません。

　しかし，種々の事情から個人では退職金を支払わず，一人医師医療法人が，個人医院時代の勤続年数も含めて退職金の計算をして支払うことも少なくありません。一人医師医療法人としては，個人医院時代の退職金を支払う義務はないのですが，このような場合，法人税では，その退職が法人設立後，相当期間経過後に行われたものであるときは，その支給した退職金の全額を法人の損金として処理することを認めています。

　このような法人税の取扱いを受けて，所得税では，法人が支給した退職金のうち，個人医院時代のもので事業主が負担すべきものとして，一人医師医療法人の所得の計算から除外した金額がある場合は，その金額を事業主が支出した退職金とする取扱いが定められています。

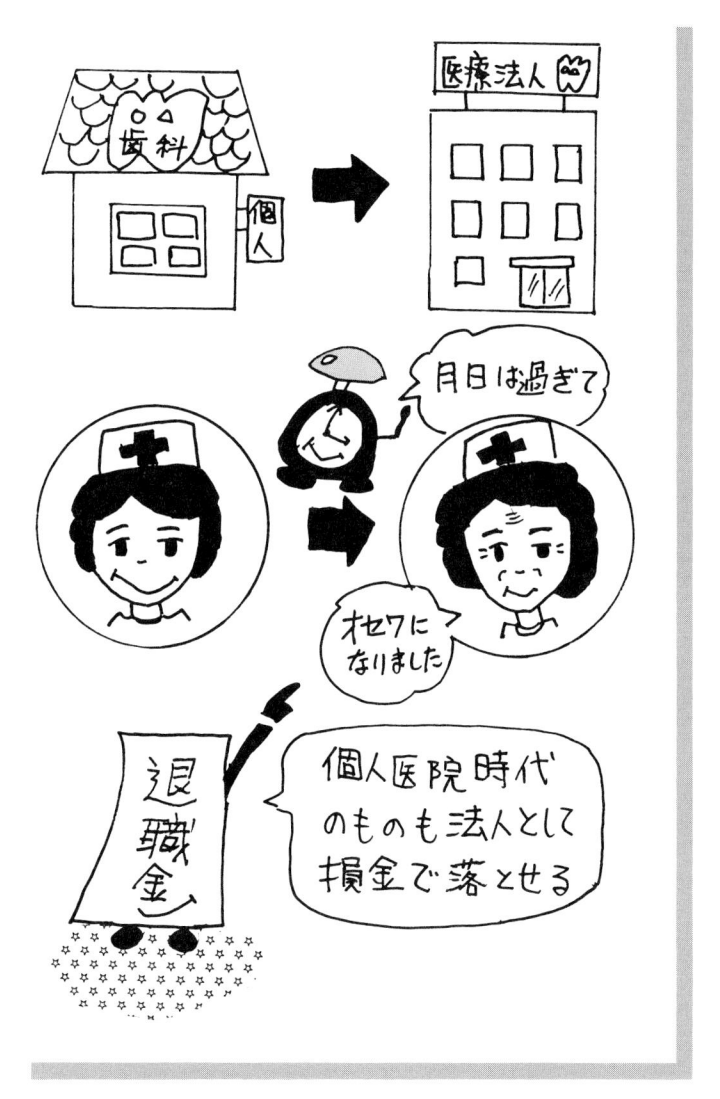

10 減価償却資産の取扱い

　医療器械やレセコンなどの事務機を新しく設立された一人医師医療法人に移行した場合には，法人成りの時点までの期間にかかわる減価償却費は，個人の事業所得の計算上必要経費とすることができます。ただし，個人医院時代の減価償却費を必要経費に計上しないで，譲渡所得の金額の計算で控除する取得費を減価償却前の金額とした場合は，その処理も認められます。

　一方，一人医師医療法人では，法人設立後，償却資産について定額法か定率法かを選択し，所定の期間内に税務署長宛届出を行うことになりますが，個人の場合とは異なり，法定の償却方法は建物が定額法，その他の有形固定資産が定率法になります。

　また，一人医師医療法人の設立にともない個人から引き継ぐ償却資産は，すでに個人の事業の用に供されていたものですから，中古資産の取得になります。したがって，耐用年数も法定の耐用年数ではなく，取得後の使用可能と見積もられる期間の年数によることになります。ただし，残存耐用年数を見積もることが困難な場合は，便宜的に次の計算式で求められる年数（その年数に1年未満の端数があるときはその端数を切り捨て，2年に満たないときは2年とする）を残存耐用年数とすることができます。

　①法定耐用年数の全部を経過したもの──➤法定耐用年数×20％
　②法定耐用年数の一部を経過したもの──➤
　　　　（法定耐用年数－経過年数）＋経過年数×20％

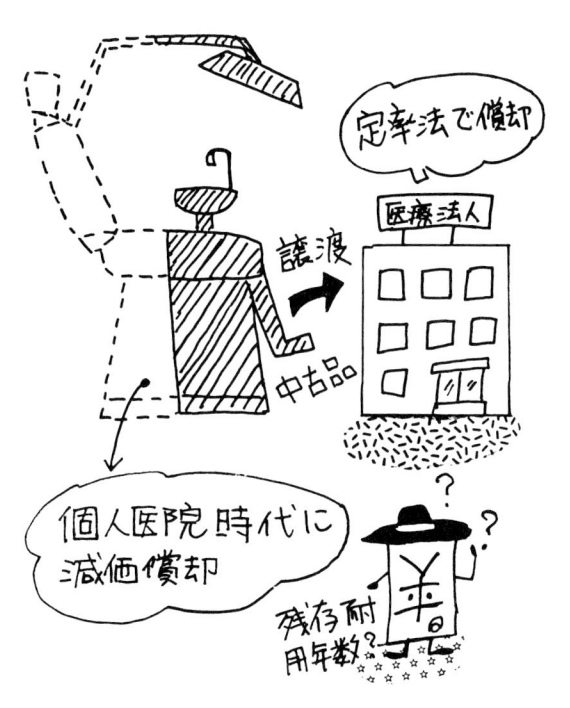

- 法定耐用年数の全部を経過
    ➡ 法定耐用年数 × 20%
- 法定耐用年数の一部を経過
    (法定耐用年数 − 経過年数) + 経過年数 × 20%

11 医療法人設立後の税務関係の手続き

　都道府県知事などから一人医師医療法人の設立認可をもらったあとも，設立登記の申請，保健所や社会保険事務所への必要書類の提出など，しなければならない手続きがたくさんありますが，その中のひとつとして税務関係の手続きがあります。

　税務関係の届出書の提出先・提出書類・添付書類・提出期限などをまとめると，図のようになりますが，一人医師医療法人の設立登記を完了すると，まず個人事業の廃止の届出と法人事業の開始の届出を，税務署・税事務所・市区町村に対して行わなければなりません。法人設立届出書は，まさしく法人を設立しましたという届出であり，資本金や決算期など所定の事項を記入して，法人設立の日から2カ月以内に提出します。

　一人医師医療法人の場合にも個人の場合と同じく，青色申告と白色申告とがあります。青色申告を選択する場合は，その旨を届出なければならず，届出がなければ青色申告の特典を利用することはできません。ただし，法人の場合には個人と違って，青色・白色に関係なく複式簿記ですべての取引を帳簿などに記録し，それにもとづいて決算・申告を行わなければなりません。

　理事や従業員などの給与から差し引く源泉所得税は，毎月翌月の10日までに納付しなければなりませんが，従業員10名未満の場合には，源泉所得税の納期の特例の承認に関する申請書を提出すると，1月と7月の年2回の納付が認められます。

一人医師医療法人設立後の税務関係の手続き

提 出 書 類	添 付 書 類	提 出 期 限
（税務署） 1 個人事業廃止届		
2 法人設立届		設立の日から2カ月以内
3 法人青色申告の承認申請書	・定款の写し ・登記簿謄本 ・出資者名簿 ・設立時の貸借対照表 ・事務所所在地の略図	設立の日以後3カ月と設立事業年度の申告期限のいずれか早い日まで
4 たな卸資産の評価方法の届出書		設立事業年度の申告期限まで
5 減価償却資産の償却方法の届出書		設立事業年度の申告期限まで
6 給与支払事務所等の開設届出書		給与等を支払う事務所を設けた日から1カ月以内
7 源泉所得税の納期の特例の承認に関する申請書		適用を受けようとする月の前月
（税事務所） 1 個人事業廃止申請書		設立の日から14日以内
2 法人事業開始申告書	・定款の写し ・登記簿謄本	設立の日から14日以内
（市区町村） 1 個人事業廃止届		設立の日から14日以内
2 法人設立申告書	・定款の写し ・登記簿謄本	設立の日から14日以内

12 出資額限度法人とはどのようなものか

　医療業界において関心が高かった出資額限度法人が、このたび認められるところとなりました。出資額限度法人とは「社員の退社時における出資持分払戻請求権や解散時における残余財産分配請求権の及ぶ範囲を払込出資額を限度とすることを定款において明らかにする社団タイプの医療法人」のことをいいます。新規設立はもちろん、既存の出資持分の定めある社団医療法人からの変更も認められます。

　普通の医療法人では、医療法人の設立のときに5,000万円の払込出資をし、数十年を経過し、出資の価値が上がり、時価が10億円になったような場合には、この出資者が退社し、出資の払戻を請求すると、10億円を支払わなければなりません。しかし、出資額限度法人では、これが5,000万円の支払で済みます。反対に時価が1,000万円と当初の出資額を下回ったときは、1,000万円の支払いしか受けられないというリスクもあります。

　出資額限度法人は、医療の非営利性を担保するために制度化されたもので、厚労省には、出資額限度法人を一つのステップにして、特定・特別医療法人へ移行してほしいとの思惑があると言われています。しかしながら、現行法の枠内では、出資額限度法人から通常の医療法人への後戻りを禁止することはできないので、一時的な相続対策として利用される可能性の高い制度である、ということは否定できないでしょう。

出資額限度法人で定款に定めるべき事項

モデル定款の 新たな定め	従来のモデル 定款の定め
①社員資格を喪失したものは，払込出資額を限度として払戻を請求することができる。	その出資額に応じて払戻を請求できる。
②本社団が解散した場合の残余財産は，払込出資額を限度として分配するものとする。	払込済出資額に応じて分配する。
③解散したときの払込出資額を超える残余財産は，社員総会の議決により，都道府県知事の認可を経て，国もしくは地方公共団体または租税特別措置法第67条の2に定める特定医療法人もしくは医療法第42条第2項に定める特別医療法人に帰属させるものとする。	（定めなし）
④①から③までの定めは変更することができないものとする。ただし，特定医療法人または特別医療法人に移行する場合はこの限りではない。	（定めなし）

13 出資額限度法人をめぐる税務

　出資額限度法人をめぐる税務の取り扱いについては，平成16年6月16日付で，右の表のような国税庁の見解が示されています。

　通常の出資持分の定めのある医療法人から，出資額限度法人に移行する場合の課税関係がどうなるかが，最大の焦点になっていましたが，移行する際の法人税や所得税，贈与税などの課税は，医療法人や出資者のいずれにも一切生じないことになりました。これは，出資額限度法人に移行した後も持分が存続するため，税法上の扱いには変更がないとみなされたことによるものです。

　出資者の退社などに伴い，残る出資者の持分が増額することで発生する「みなし贈与」の課税については，次の4つの点をクリアする出資額限度法人に限り非課税となります。

　①全出資額に占める同族関係者らの出資額の割合が50％以下であること
　②全社員数に占める同族関係者らの割合が50％以下であること
　③役員に占める同族関係者らの割合が3分の1以下であること
　④役員や社員，同族関係者らに「特別の利益供与」がないこと

　「特別な利益の供与」は具体的には，社員，役員またはその親族その他特殊の関係がある者に対して，医療法人の所有する財産を私的に利用させたり，ほかの従業員に比べて有利な条件で金銭を貸し付けたり，ほかの従業員に比べて過大な給与を支払ったりすることなどであり，9項目が例示されています。

出資額限度法人に関する国税庁の見解

	出資額限度法人への移行	出資者の脱退	相続税関係	
			払戻請求権を行使	出資者の地位を承継
医療法人	課税なし	課税なし	課税なし	課税なし
他の出資者	課税なし	条件により「みなし贈与税」がある		課税なし
出資者相続人	課税なし	課税なし	相続税の課税	相続税の課税

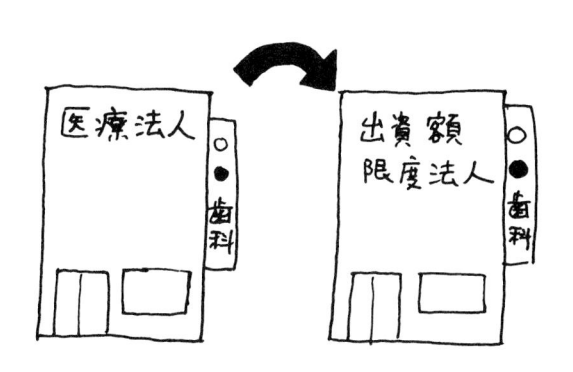

第4章 一人医師医療法人の設立に関する税務

第5章

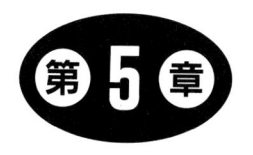

一人医師医療法人の運営に関する税務

1 法人税はどうやって計算するのか

　個人の場合は，毎年1月から12月までの1年間に稼いだ所得に対して所得税がかかります。しかし，一人医師医療法人などの法人の場合には，定款などで定めた「事業年度」の所得に対して法人税がかかります。たとえば3月決算の場合には，4月1日から翌年の3月31日までの1年間が事業年度になります。

　法人税は，このように事業年度ごとの儲け（利益）にかかる税金ですが，税金の対象になる利益のことを，税法では「所得金額」といいます。決算書に示される「利益」は，商法や企業会計原則などにもとづいて計算されますが，診療収入などの「収益」から，その収益を得るためにかかった「費用」と貸倒損失などの「損失」を差し引いて計算します。一方，税法上の「所得金額」は，「益金」から「損金」を差し引いたものとされます。益金は収益であり，損金は費用および損失ですが，課税の公平や財政収入の確保などの目的のため，税法にいくつかの特別の定めがあるため，両者は必ずしも一致しません。したがって，法人税の計算にあたっては，利益を所得金額にするための申告調整，たとえば交際費の一部を所得に加算するなどの調整が必要になります。

　申告調整後の所得金額に対して一定の税率を乗じて，法人税額を計算します。このほかに，道府県民税・市町村民税・法人事業税がかかりますので，税込所得の40％程度が税金になると考えていいでしょう。

所得金額の計算方法

| 当期利益 | = | 収 益 | − | 費用・損失 |

プラス　　益金算入

マイナス　益金不算入

マイナス　　　　　　　　　　　　　損金算入

プラス　　　　　　　　　　　　　　損金不算入

| 所得金額 | = | 益 金 | − | 損 金 |

法人税の税率（抜粋）

区	分	税率
普通法人	資本金1億円以下の法人（相互会社を除く） 年800万円以下の部分	22%
	資本金1億円以下の法人（相互会社を除く） 年800万円超の部分	30%
	資本金1億円超の法人・相互会社	30%
公益法人等特定医療法人		22%

2 法人税の申告はいつするのか

　法人税は，所得税と同じように，申告納税制度を採用しています。したがって，法人が自ら課税所得を計算して，申告・納税するのが原則となっています。このため一人医師医療法人などの法人は，社員総会や株主総会などで承認された確定した決算にもとづいて，各事業年度終了の日の翌日から2カ月以内に確定申告書をつくり，所轄の税務署長に提出して，法人税を納付することになります。これが「確定申告」といわれるものです。

　また，事業年度が6カ月を超える法人は，事業年度開始から6カ月を経過した日から2カ月以内に，「中間申告書」を提出しなければなりません。中間申告には，前年実績を基準とする方法と仮決算をする方法とがありますが，仮決算をする方法は，前年の業績がよく，当期の業績が不振の場合に利用されます。なお，設立第1期目の法人と中間申告分の税額が10万円以下となる法人については，中間申告や納税の義務はありません。

　確定申告を各事業年度終了の日の翌日から2カ月以内に提出しない場合には，期限後申告ということになります。期限後申告となると，納付税額の15％（税務署の調査が入る前に自主申告したときは5％）の無申告加算税がプラスされ，さらに税金を納めないと，納税するまでの期間，延滞税がかかります。これらの加算税や延滞税は，所得を計算する場合に損金となりませんので，申告・納税については，十分に注意しなければなりません。

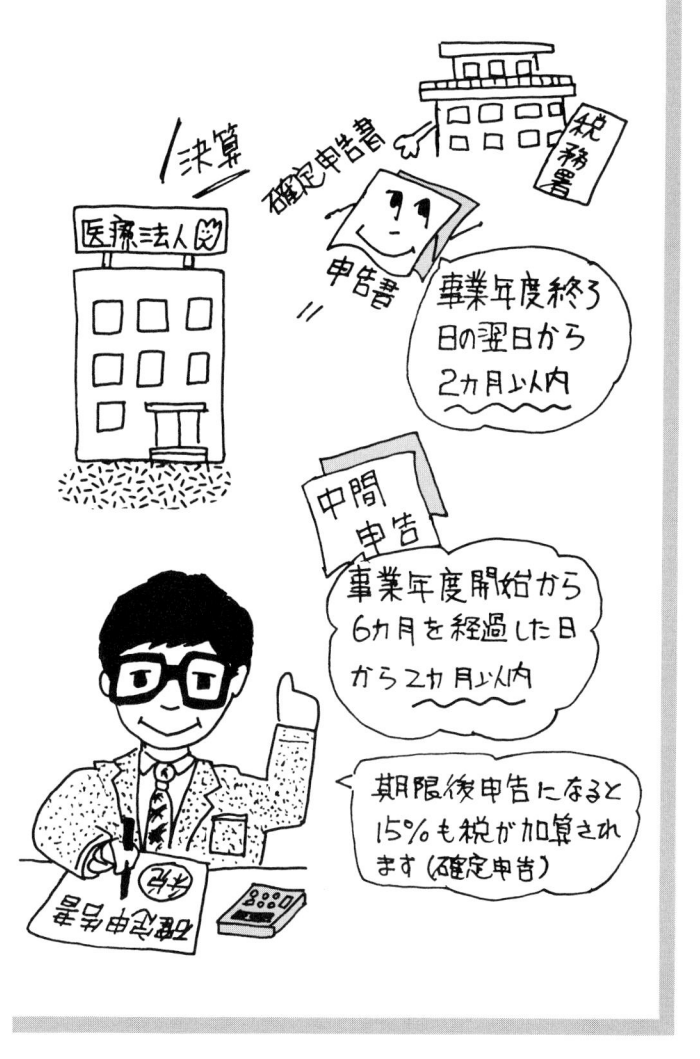

3　一人医師医療法人にも特例計算が認められている

　一人医師医療法人の法人税の計算の原則は，本章のはじめに述べたとおりです。しかし，一人医師医療法人にも個人開業の場合と同じように，社会保険診療報酬が5,000万円以下である場合には，実額経費にかえて概算経費を使うことができるとする「社会保険診療報酬の特例」が認められています。

　ただし，個人の場合と違って一人医師医療法人の場合には，理事長をはじめとする役員の給料が実額経費に含まれますので，実額での経費率が概算の経費率を上まわることが多くなり，この特例を使うケースは少ないといえます。

　特例が適用される社会保険診療収入の範囲，経費率，必要経費の按分方法など，特例の内容は個人開業の場合と同じですので，第3章の関連箇所の説明を参考にしてください。ただし，個人の場合と異なり，一人医師医療法人が仮決算を行って中間申告を行うときは，概算経費率表の社会保険診療報酬の金額を2分の1としなければなりません。また，確定申告書等に社会保険診療報酬に関する損金算入についての申告の記載をしなければ，概算経費の特例を受けることはできません。

　なお，確定申告において，社会保険診療報酬の特例を受けることを選択した場合には，その後，実額経費によるほうが有利であることがわかっても，変更することができませんので，適用にあたっては注意が必要です。

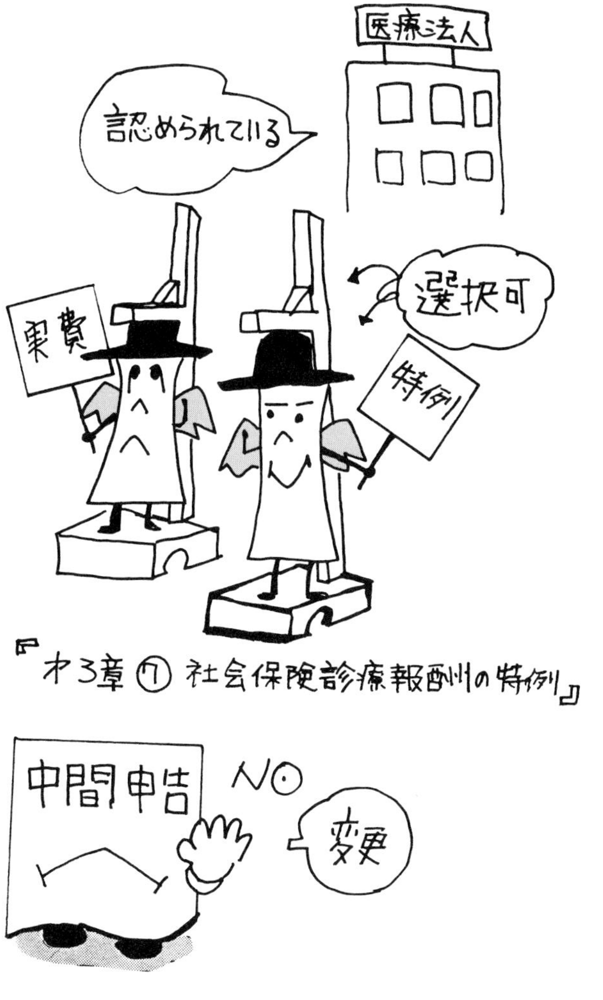
医療法人
認められている
選択可
実費
特例
『オ3章⑦ 社会保険診療報酬の特例』
中間申告
NO
変更

4 役員の報酬と賞与の取扱い

　医療法では,医療法人の役員は,理事と監事と定められていますが,税法上は,役員とは使用人以外の者で,その法人の経営活動に従事する者とされています。従業員などの使用人に対して支払われる給料や賞与については,その全額を損金の額に算入することができますので,なんの問題もありませんが,役員については,税務上の役員であるかどうかによって,その者に支払う報酬や賞与の税務上の取扱いが異なってきます。

　役員でありながら使用人としての職務を兼ねている人,たとえば理事で事務長の職位をもっている人などは,税務上は「使用人兼務役員」と呼ばれ,使用人部分については他の従業員と同じ取扱いとなります。しかし,理事長・副理事長・常務理事・専務理事・監事などは,実質的に使用人の職務を兼務していても,使用人兼務役員とはなりません。

　役員に対して毎月支給する報酬は,原則として,その事業年度の損金の額に算入することができますが,職務の内容に照らして不相当に高額な部分や社員総会などで決めた額を超える部分は,損金の額に算入することができません。また,役員に対して支払われる賞与は,利益の中から支払われるものであるため,損金にはなりません。ただし,使用人兼務役員に対して支給される賞与については,条件を満たせば使用人分について損金となりますので,税務上は有利な取扱いが受けられます。

理事長などの人件費の税務上の取扱い

		報酬・給与	賞　　与	退　職　金
役員に該当		原則として損金になる（高すぎる部分は損金にならない）	損金にならない	原則として損金になる（高すぎる部分は損金にならない）
使用人兼務役員に該当	役員分	原則として損金になる（高すぎる部分は損金にならない）	損金にならない	原則として損金になる（高すぎる部分は損金にならない）
	使用人部分	損金になる	損金になるが、他の使用人と同様に支給し、同様に損金処理をしなければならない	損金になる

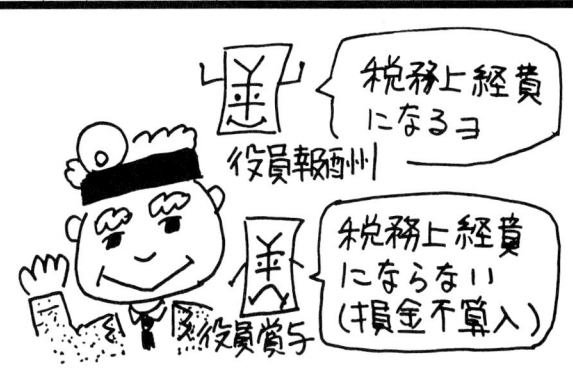

5 役員報酬は遡及して増額支払できる

　一人医師医療法人などの役員に対する報酬は，何年かおきに増額されるケースが多いようですが，税務の取扱いでは，増額された部分のうち報酬として損金の額に算入することができるのは，原則として増額の決議のあった日以降に支払われる金額で，かつ不相当に高額でないと認められる金額にかぎられます。

　ただし，医療法人が毎年決算後に開催する定時社員総会において，その決議のあった日を含む事業年度の期首月に遡及して支給することを決議し，実際にその増額分を一括して支給している場合には，例外的に，遡及して支払われた分も役員報酬として認める取扱いを行っています。たとえば，3月決算の一人医師医療法人が，決算日から2カ月後の5月に開催される定時社員総会で，期首月からの役員報酬の増額を決議した場合は，税務上は4月に遡って増額支給した金額を，損金として処理することができます。

　法人税において，役員報酬とは，役員の業務の執行に対して支払われる定期の給与とされています。定期の給与とは，あらかじめ定められた支給基準にもとづき，月以下の期間を単位として規則的に反復または継続して支給される給与をいいます。したがって，定時社員総会以外の臨時社員総会で役員報酬の増額を決議し，期首に遡及して，または数カ月間にわたって遡及して支給する場合は，その支給する金額は，税務上，臨時的な給与とみなされ，役員賞与となってしまいますので要注意です。

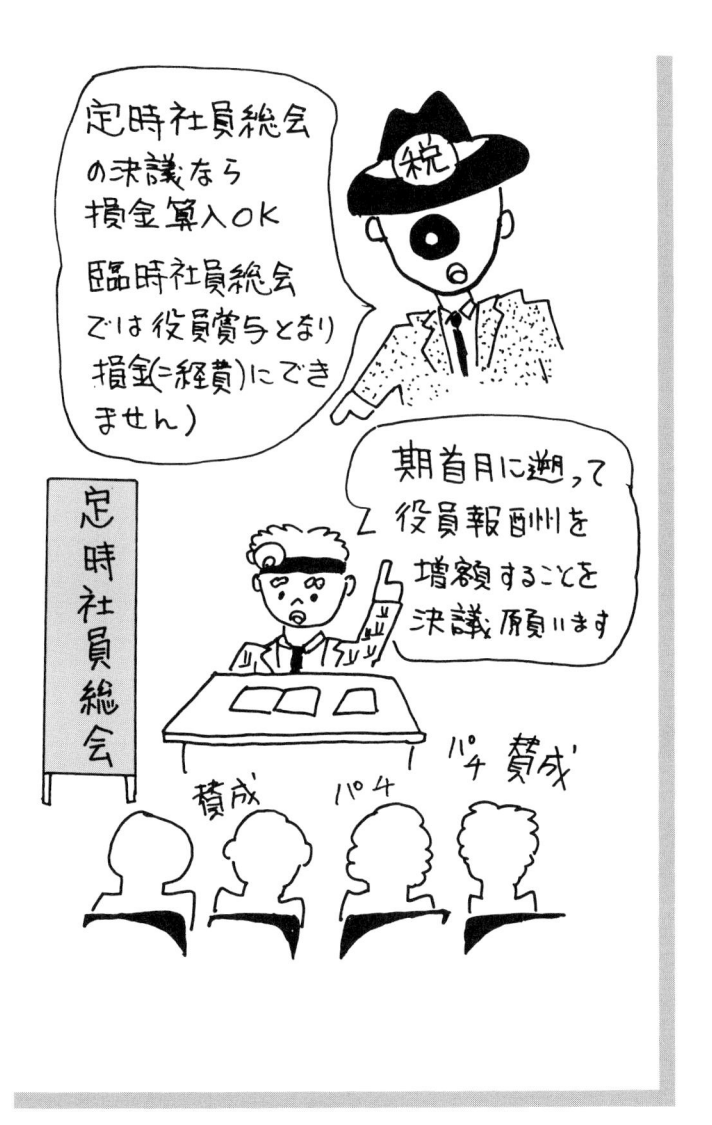

第5章 一人医師医療法人の運営に関する税務

6 医薬品などの仕入値引きと割戻し

　医薬品などの仕入に際し，仕入先から後日現金や医療器械などを受け取ることがありますが，このような金品は，一定期間に多額または多量の取引をした相手先に対する仕入リベートの性格や値引き・手数料などの性格をもつものです。

　仕入について，返品・値引き・割戻しがあった場合は，仕入高から控除するのが正しい会計処理で，税務の取扱いの原則もそのようになっています。しかし医業にかぎっては，昭和42年から仕入値引きと仕入割戻しの会計処理を区別する取扱いが税務において行われています。したがって，現金で受け取った場合はその額で，また医療器械などの物で受け取った場合には，その物の時価額で雑収入に計上しなければなりません。また，物で受け取ったものの額が10万円以上となる場合には，固定資産に計上し，減価償却を行わなければなりません。

　これに対して，サンプルとして仕入品と同一品の添付がある場合は，値引きなのか，仕入割戻しなのか区別がつきませんので，税務上も仕入値引きの取扱いをしています。したがって，薬品を単価300円で100本，3万円で仕入をし，20本の添付があったとすると，仕入価額3万円で120本を購入したことになります。つまり，この場合は，1本当たりの単価がサンプル添付がない場合よりも低くなるにすぎず，税務上も仕入単価が300円から250円に修正されるにすぎません。

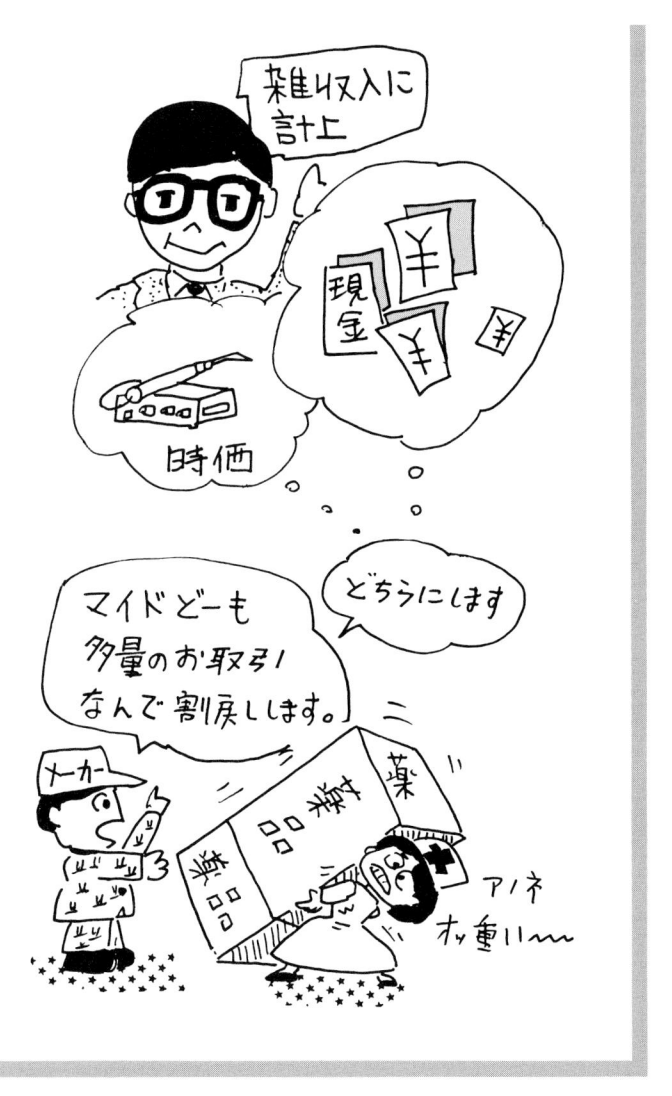

第5章 一人医師医療法人の運営に関する税務 123

7　交際費には損金にならない部分がある

　交際費は，法人としての「おつき合い」の費用のことを意味します。ゴルフ，夜の酒席，お中元やお歳暮などの費用がこれに該当しますが，ある程度の交際費は，取引関係を円滑にすすめるために，やむを得ない費用といえます。

　税務上では，交際費勘定で処理されるものだけでなく，交際を目的とするものであれば，支払の名目のいかんを問わず交際費になります。また，交際費の支出の相手方は，法人の事業に直接関係する得意先・仕入先，その他事業関係者が原則ですが，このほかに，その法人の役員・出資者・従業員を酒食で慰労すれば，それも交際費になります。さらに，具体的な行為が客観的に見て接待・きょう応・慰安・贈答などであれば，交際費になります。このように，税務上の交際費は非常に範囲が広く，単なる「飲み食い」だけでなく，他の勘定科目との区分がむずかしいものもありますので，実務上も慎重な判断が必要になります。

　なお，交際費等については，税収の確保と冗費の節約などの政策的見地から，図のように損金算入額について一定の限度を設けて，歯止めをかけています。また，相手の名前などをだせないものについては，法人の所得金額の計算にあたって全額を損金に算入することができず，かつその金額に対して通常の法人税とは別の税額が上乗せされます。さらに，支出額について役員賞与として認定され，役員個人に対して課税される危険性もあります。

交際費の損金不算入額

資本・出資金額	支出した交際費額	損金不算入額
1億円以下	400万円以下	支出交際費額×10%
	400万円超	(支出交際費額－400万円)＋40万円
1億円超	全　額	全　額

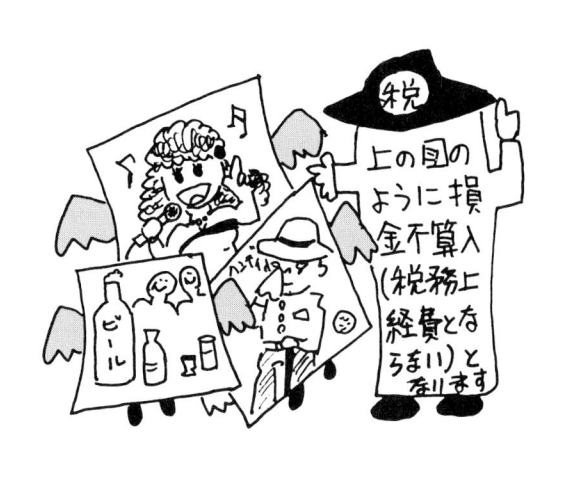

上の図のように損金不算入(税務上経費とならない)となります

第5章　一人医師医療法人の運営に関する税務

8 寄付をするとどうなるか

　寄付金とは，何の見返りもなく，無償でお金などを誰かに贈与することです。赤い羽根の募金であるとか，政治団体への献金や地域の商店街に寄付したりするのが，その代表的なものです。しかし税務では，拠出金や見舞金などの名目で行われるものはもちろん，低廉譲渡や高額買入れした場合の時価との差額の経済的利益，無利息の貸付を行った場合の利息相当額，債務免除，債務の無償引受け，役務の無償提供なども寄付金になります。また，税務上の寄付金は，実際の支払がなければなりませんので，未払の寄付金や手形の振出しによる寄付は，その年度の損金とすることはできません。反対に，会計上の処理が仮払金などであって，費用処理していない場合でも，実体が寄付金であれば，損金に算入することができます。

　事業に関連する寄付金は本来，医療法人の費用となりますが，寄付金の支出をすべて費用として認めると，税金を納める代わりに寄付をする，という可能性があります。このため寄付金については，国や地方公共団体に対するものや財務大臣が指定したものを除いては，損金算入額に一定の限度を設けています。

　一方，医療法人の経営と関係のない寄付，たとえば理事長の出身大学の医局への寄付金や個人的な趣味による寄付金は，医療法人が理事長に代わって寄付をしたものとみなされますので，理事長に対する賞与として取り扱われます。

寄付金の種類と損金算入限度額

①指定寄付金等

☞ 国または地方公共団体に対する寄付金や,公益法人などに対する寄付金で財務大臣が指定したものは,その金額が損金に算入されます。

②特定公益増進法人に対する寄付金

☞ 独立行政法人日本学生支援機構・日本赤十字社・社会福祉法人などの「特定公益増進法人」に対する寄付金については,次の一般の寄付金の損金算入限度額の別枠としてその限度額と同額まで損金に算入することができます。

③一般の寄付金

☞ ①,②以外の寄付金をいい,損金算入限度額は,次の計算式で計算します。

資本基準額:期末の資本等の金額 $\times \dfrac{当期の月数}{12} \times \dfrac{2.5}{1,000}$

所得基準額:所得金額 $\times \dfrac{2.5}{1,000}$

損金算入限度額:(資本基準額+所得基準額)$\times \frac{1}{2}$

9 引当金というのは何か

　企業会計においては，引当金は，一定期間の損益を適正に計算するという見地から，発生主義の原則等により設定されます。したがって，将来の費用または損失であって，その発生原因が当期以前にあり，発生の可能性が高く，かつ金額を合理的に見積もることができる場合は，その年度の負担とすべき金額を，費用または損失として処理しなければなりません。

　税法では，期末までに債務が確定しない費用は，その期の費用にできないのが原則で，引当金のような不確定な債務の計上は認められないのですが，企業会計と税法の調整のため，税法でも一定の要件のもとに引当金の計上を認めており，その繰り入れた金額は，その年度の損金にすることができます。引当金の計上を税務署に認めてもらうには，次の条件を満たす必要があります。

①損金経理により引当金の繰入れを行っていること
②引当金の繰入額が法定繰入限度額内の金額であること
③各事業年度の確定申告書に所定の損金算入に関する明細を添付していること
④引当金の取崩しと繰入れが洗替方式によっていること

　税法上の引当金は，最近の税制改正で（大幅に）縮小され，歯科医院で可能なものは，医業未収金や貸付金などの債権の貸倒れによる損失に備えるための貸倒引当金になりますが，繰入限度額は，期末の医業未収金や貸付金の合計額のわずか0.6％にすぎません。

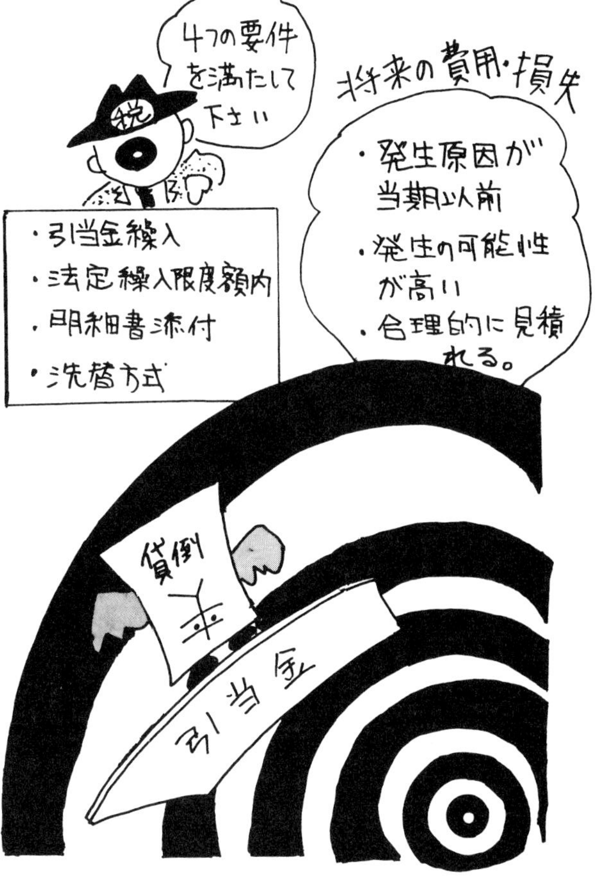

4つの要件を満たして下さい
税
・引当金繰入
・法定繰入限度額内
・明細書添付
・洗替方式
将来の費用・損失
・発生原因が当期以前
・発生の可能性が高い
・合理的に見積れる。
貸倒
引当金

10 事業税の特例について

　事業税は地方税（都道府県民税）のひとつですが，各事業者が行う事業に対し，都道府県が提供するサービスに要する費用の負担として課税されるものです。したがって，医療法人にも事業税が課せられますが，会社などの普通法人とは違った取扱いが行われています。

　法人税においては，社会保険診療報酬が5,000万円以下の場合には，法定経費率による経費算入が認められましたが，課税は行われました。しかし事業税においては，社会保険診療報酬そのものが益金の額に算入されず，これに対する費用も損金の額に算入されない，まったくの課税除外の特例となっています。したがって，医療法人の場合には，社会保険診療にかかる所得に課税されることはなく，自由診療の所得についてだけ事業税が課税されます。この特例を受けるためには，診療収益を社会保険診療報酬とそれ以外とに区分しなければなりませんが，所得税の取扱いと同じですので，第3章の関連箇所の説明を参照してください。

　また，医療法人は，事業税の課税においては特別法人とされます。したがって，自由診療の所得について年400万円を超えた部分については6.6％という軽減された税率が適用されます。

　なお，事業税の非課税については，見直しの動きもありますので，近い将来，社会保険診療報酬についても，事業税が課税されるようになるかもしれません。

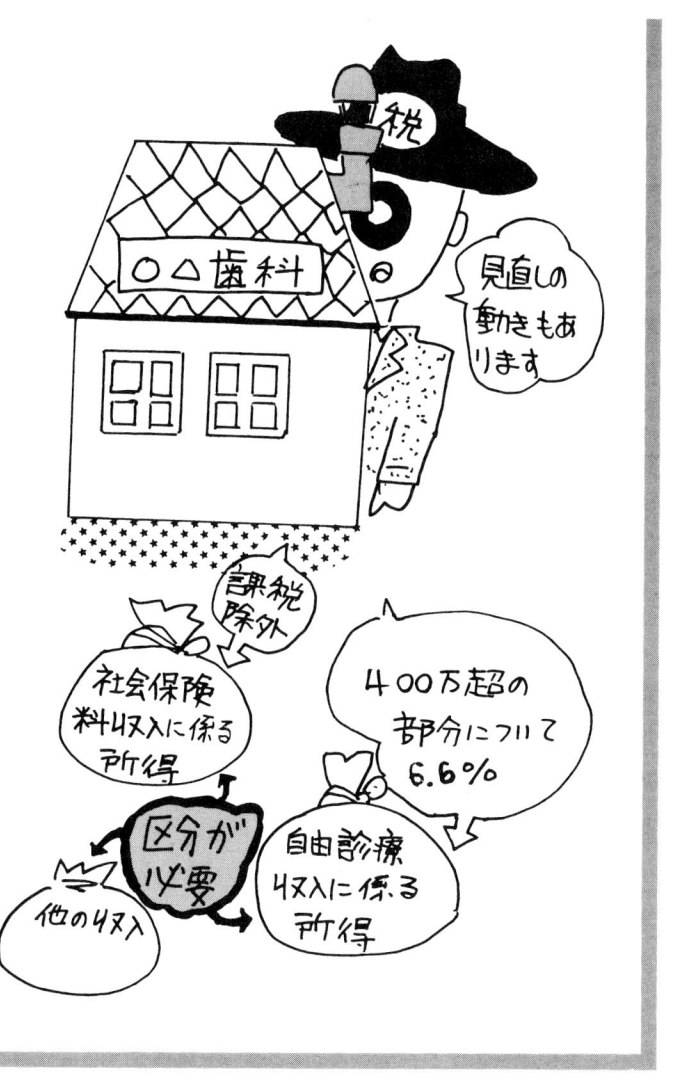

第5章 一人医師医療法人の運営に関する税務

11 消費税のシクミと計算方法

　消費税は，消費に対して広く薄く課税される間接税で，国内でのほとんどすべての取引に対して課税されます。消費税は，商品やサービスの価格に次々と上乗せされ，最終的には消費者が負担しますが，実際の消費税の納税は基準期間の課税売上高が1,000万円を超える事業者が，課税期間の末日の翌日から2カ月以内に申告して，納税します。

　課税事業者が納付する消費税額は，原則として，次の算式で計算されますが，課税売上にかかる消費税額から課税仕入等にかかる消費税額を控除し，消費税が二重，三重に課税されることがないようになっています。

課税売上高×5％－課税仕入高等×5％＝消費税額

　この他に，課税売上高が5千万円以下で，あらかじめ届け出ている場合には，課税期間中の課税仕入等にかかわる消費税額を計算せずに，みなしの仕入率をつかって消費税額を計算する簡易課税制度も認められています。医療法人が簡易課税制度の適用を受ける場合のみなし仕入率は50％となります。

　医療事業については，社会保険診療のほか，公害・労災・自賠責などの療養の給付などについても，消費税が非課税となっています。したがって，保険診療を中心とする歯科医院については，課税売上高1,000万円以下の免税事業者に該当することが多いと思われます。

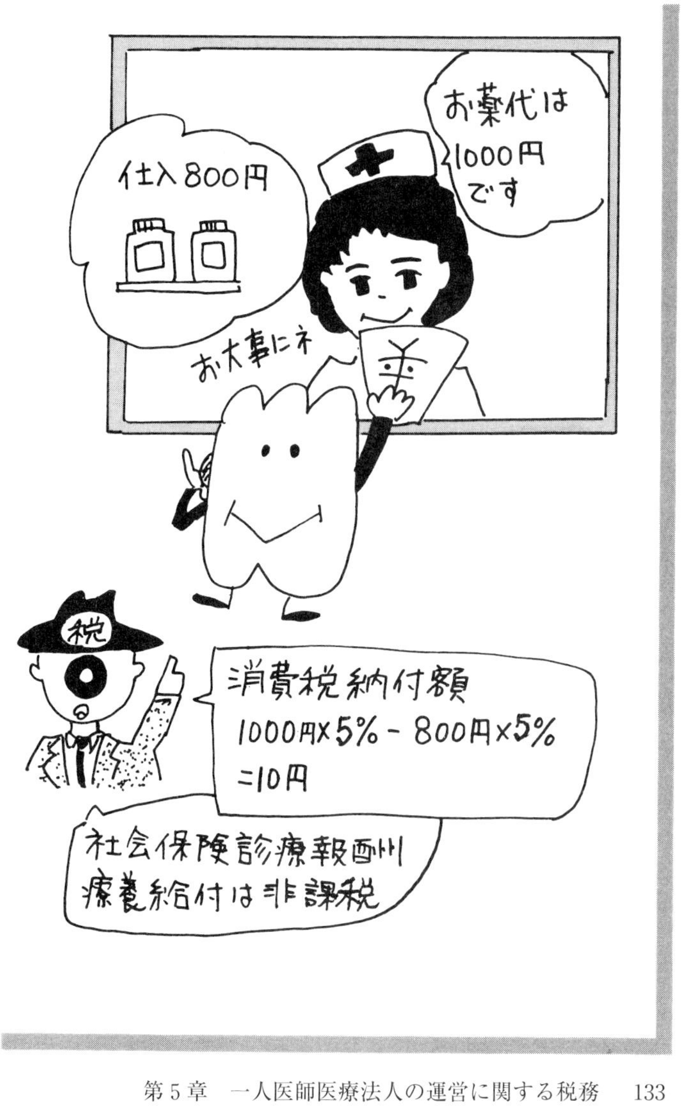
お薬代は
1000円
です
仕入800円
お大事にネ
薬
税
消費税納付額
1000円×5%－800円×5%
＝10円
社会保険診療報酬
療養給付は非課税

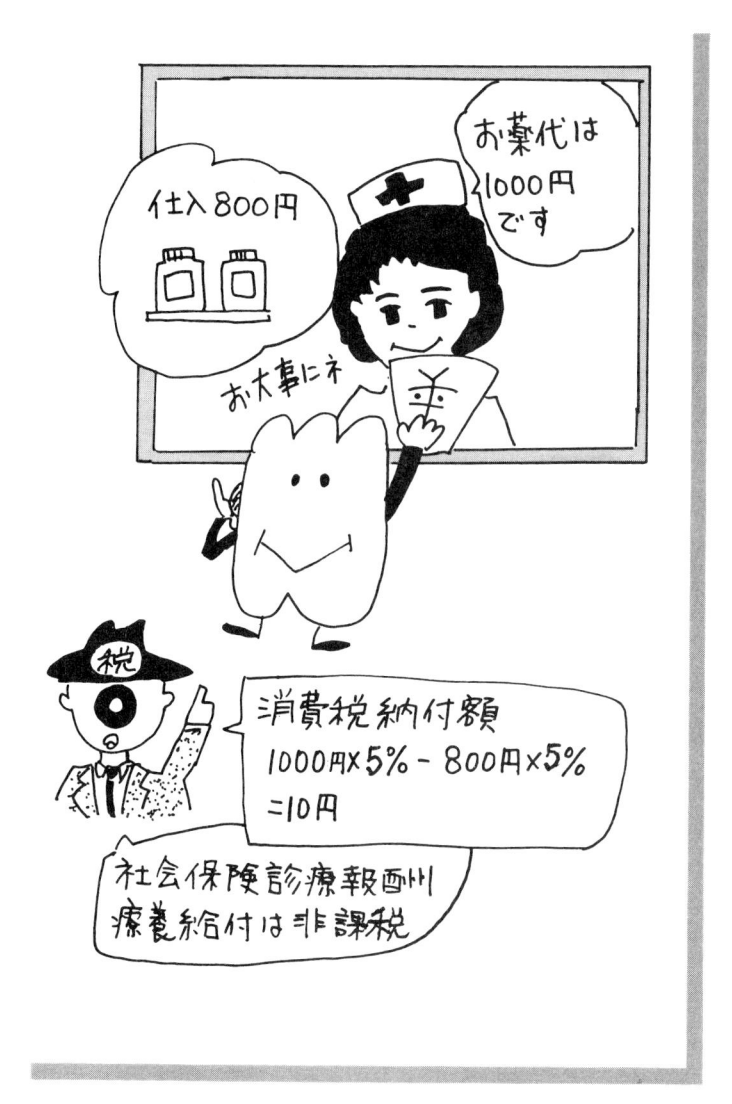

第6章

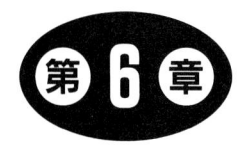

知っておきたい相続税の知識

1 相続税はなぜかかるのか

　私たちは，毎年の所得の中から所得税などの税金を支払い，残ったお金を生活費として使い，それでも残った部分があれば財産として蓄積します。このように私たちの財産は，キチンと税金を支払った残りを蓄えたものなのですが，その人が亡くなった後には，相続税がかかります。生存中は毎年所得税などの税金をかけ，死んでもなお税金というのでは，いささかコクなことだ，と考えられなくもありませんが，これには2つの理由があります。

　一つは，「富の再分配」ということです。財産のある家に生まれた人は多額の財産を相続し，働かずに暮らせるが，財産のない家に生まれた人の遺族は生活に苦しむというのでは，不平等になってしまいます。また，国としても，特定の人に財産が集中するのは好ましくないとする考え方があります。そこで，死亡を機会に国が税金として徴収し，社会に還元することが適当であるとされるのです。

　もう一つは，「所得の精算」ということです。特定の人が大きな財産を残せたのは，税制上のいろいろな特典を利用したり，ある種の課税もれがあったためと考えることができます。また，不動産の含み益のように，実際に売却しないと課税されないものもあります。したがって，その人の死亡を機会に一定の法則で税金をかけることによって，一生の所得の精算をしてもらうことが適当であると考えられているのです。

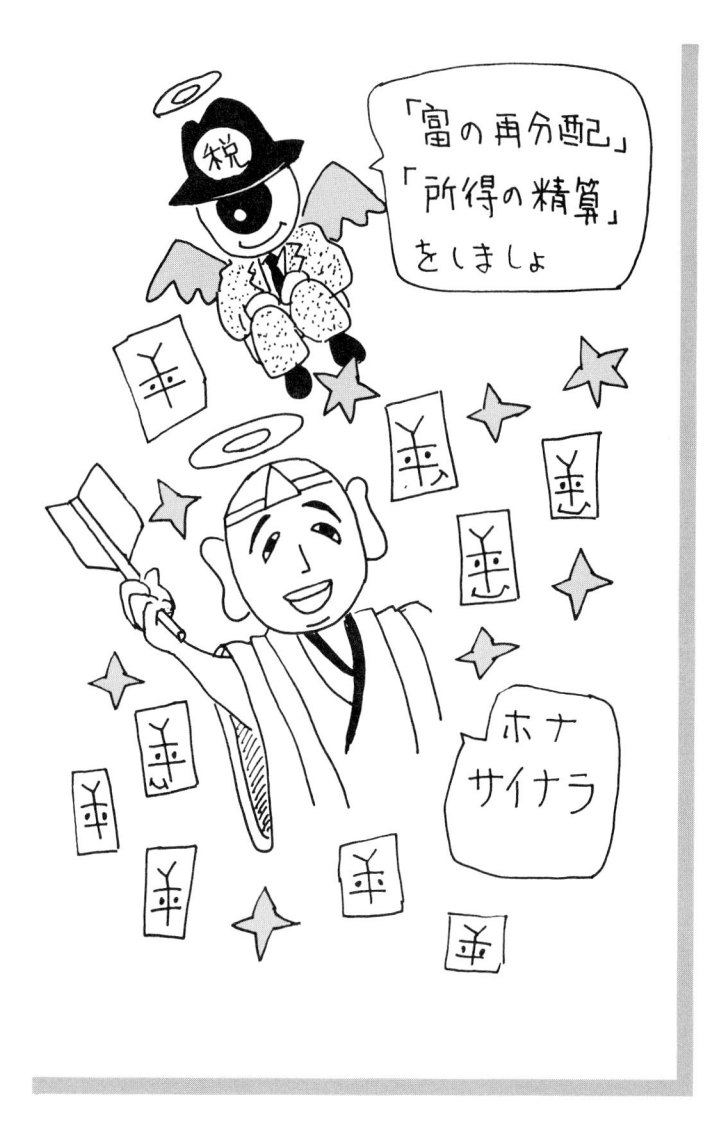

第6章 知っておきたい相続税の知識

2 どれくらいの財産があると相続税がかかるのか

　相続税は重いといわれますが，いったいどのくらいの財産があると相続税がかかるのでしょうか。この目安となるのが次の公式です。亡くなった人の財産がこの公式で計算される金額（基礎控除額）よりも少ないときは，相続税はかからず，申告する必要もありません。

5,000万円＋(1,000万円×法定相続人の数)

　しかし，亡くなった人の財産がこの基礎控除額を超えた場合には，その超えた分について相続税がかかります。つまり，預貯金や不動産などのプラスの財産から借金などのマイナスの財産を差し引き，さらにそれから葬式費用と基礎控除額を差し引いたものがプラスの場合，はじめて相続税がかかります。

　基礎控除額を計算する場合の「法定相続人」は民法で定められており，配偶者・子・直系尊属・兄弟姉妹がこれに該当します。法定相続人については，あとでくわしく説明しますが，上の公式で計算する場合，注意しなければならない点が2つあります。一つは，実際に財産をもらうかどうかに関係なく，法定相続人の数で計算します。もう一つは，法定相続人の中に養子がいる場合ですが，養子の数について，実子がいるときは1人まで，実子がいないときは2人までと制限があることです。養子の数の制限は，相続税をへらすために多くの養子縁組をすることがあったため，そのハドメとして設けられたものです。

相続税がかかるケース

(単位:万円)

課税価格＼相続人	子1人		子2人		配偶者と子1人		配偶者と子2人	
		%		%		%		%
12,000	1,100	9.2	650	5.4	0	0.0	0	0.0
13,000	1,400	10.8	800	6.2	0	0.0	0	0.0
14,000	1,700	12.1	1,000	7.1	0	0.0	0	0.0
15,000	2,000	13.3	1,200	8.0	0	0.0	0	0.0
20,000	3,900	19.5	2,500	12.5	500	2.5	380	1.9
25,000	5,900	23.6	4,000	16.0	1,440	5.8	1,134	4.5
30,000	7,900	26.3	5,800	19.3	2,707	9.0	2,147	7.2
40,000	12,300	30.8	9,800	24.5	4,900	12.3	4,050	10.1
50,000	17,300	34.6	13,800	27.6	6,900	13.8	5,850	11.7
60,000	22,300	37.2	17,800	29.7	8,900	14.8	7,850	13.1
70,000	27,300	39.0	22,100	31.6	11,050	15.8	9,900	14.1
80,000	32,300	40.4	27,100	33.9	13,550	16.9	12,150	15.2
90,000	37,300	41.4	32,100	35.7	16,050	17.8	14,400	16.0
100,000	42,300	42.3	37,100	37.1	18,550	18.6	16,650	16.7
150,000	67,300	44.9	62,100	41.4	31,050	20.7	28,450	19.0
200,000	92,300	46.2	87,100	43.6	43,550	21.8	40,950	20.5

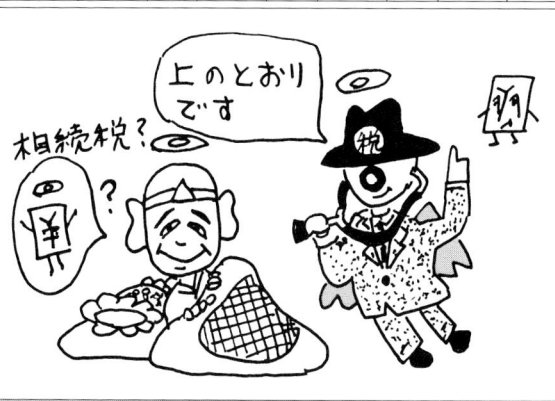

3 相続税がかかる4つのケース

　法律上，相続は，人が死んだ瞬間にはじまり，同時に，その財産は被相続人から相続人に移転します。これは，被相続人の死を相続人が知ったかどうかには関係ありません。これに対して相続税は，人の死亡によって，その亡くなった人の財産を受け継いだとき，その受け継いだ人にかかってくる税金です。人の死亡によって相続税がかかるケースとしては，次の4つがあります。

　第1は，自分の財産をだれにあげるか決めないまま亡くなった場合です（相続）。亡くなった人を被相続人，財産を受け継ぐ人を相続人といいますが，相続の場合には，財産が法定相続人以外の第三者にわたることはありません。

　第2は，自分の財産をだれにあげるかを生前に遺言書で決めて亡くなった場合です（遺贈）。遺言によって財産をあげた人を遺贈者，遺言によって財産をもらった人を受遺者といいます。この場合には，法定相続人でも第三者でも，また法人でも，財産を引き継ぐことができます。第3は，自分の財産をだれにあげるか生前に契約して亡くなった場合です（死因贈与）。遺贈との違いは，遺贈が受遺者に財産をあげるということを知らせる必要がないのに対して，死因贈与の場合には，譲る人と譲られる人との間でキチンとした確認があることです。

　第4は，第7章で説明する相続時精算課税の適用を受けて，財産を贈与によりもらっている場合です。

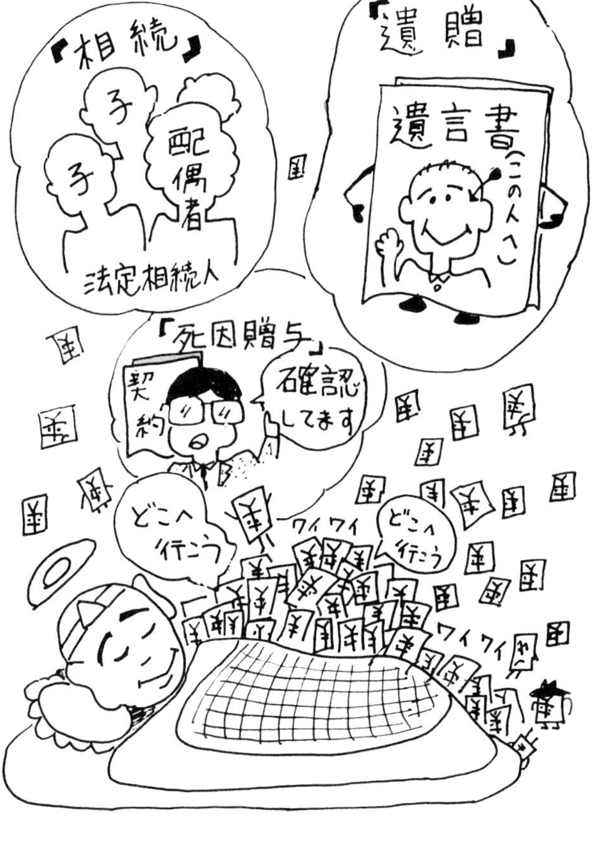
『相続』
子
子
配偶者
法定相続人
『遺贈』
遺言書
この人さ
『死因贈与』
契約
確認してます
どこへ行こう
ワイワイ
どこへ行こう
ワイワイ

4 相続税はだれにかかるのか

　相続税は，前項で説明したように「相続」「遺贈」「死因贈与」などによりかかりますが，結局，相続税が課税されるのは，財産を受け継いだ個人ということになります。それは，相続税というものが，個人から個人へと財産が移った場合に課税することを建前とする税金だからです。

　相続税がかかる人は，相続や遺贈で財産をもらった人と，相続時精算課税の適用を受けて財産を贈与によりもらった人です。財産を受け継いだときに，住所が日本国内にある人や，住所が日本国内になくても一定の条件を満たす人は，もらったすべての財産に相続税がかかります。住所が日本国内になく，一定の条件を満たさない人は，日本国内にある財産だけに相続税がかかります。

　遺贈や死因贈与の場合には，会社などの法人が財産をもらうことがあります。この場合には，財産をもらった法人には相続税はかかりませんが，そのかわりに法人が得た利益に対して法人税がかかります。しかし，この法人が，財団や宗教法人などの公益法人などの場合には，法人税もかかりません。したがって，自分の親族が役員になっているこれら公益法人をカクレミノにして相続税の負担を不当に軽減するようなこともおきます。このような場合には，これらの公益法人を個人とみなして相続税が課税されますが，医療法人の場合についても，第4章7項で説明するように，課税されることになっています。

相続税のかかる人と課税される財産の範囲の表

相続税のかかる人	課税される財産の範囲
①相続や遺贈で財産をもらった人で，財産をもらったときに日本国内に住所を有している人	もらったすべての財産
②相続や遺贈で財産をもらった人で，財産をもらったときに日本国内に住所を有しない人で次の要件すべてにあてはまる人 (1) 財産をもらったときに日本国籍を有している (2) 被相続人または財産をもらった人が被相続人の死亡の日前5年以内に日本に住所を有したことがある	もらったすべての財産
③相続や遺贈で日本国内にある財産をもらった人で日本国内に住所を有しない人（②に掲げる人を除きます）	日本国内にある財産
④上記①～③のいずれにも該当しない人で贈与により相続時精算課税の適用を受ける財産をもらった人	相続時精算課税の適用を受ける財産等

相続税がかかるケース

財産をもらった者	相続税がかかる	相続税がかからない
個　人	○	―
会社などの法人	―	○ （かわりに法人税がかかる）
公益法人や医療法人	― （相続税を不当に安くした場合には○）	○ （原則法人税もかからない）

5 相続人とその順位は

　遺産をだれがどのように相続するのか，つまり，相続人になれる人はだれかとか，相続人の順位や遺産の配分割合をどうするかなどは，民法に定められています。

　まず相続人になれる人ですが，これは配偶者と血族（子，父母または祖父母，兄弟姉妹）に限定されています。配偶者は，婚姻期間に関係なく，必ず相続人になりますが，死亡時に戸籍上の配偶者でなければ，たとえ何十年一緒に暮らしても相続人にはなれません。これに対して，血のつながった相続人の間では，図の上段のように相続人になれる順番が決まっています。そして，順位の高い人がいる場合にはその人だけが相続人になり，他の人には相続権は認められません。なお，子の場合には血のつながりのない養子も，養子縁組の届出がなされていれば，また非嫡出子については被相続人が認知していれば，第1順位の相続人となります。

　相続人になるはずであった人が先に死亡した場合は，その死亡した人にかわって，その子が相続人になりますが，これを「代襲相続」といいます。子の場合には孫，孫が死亡していれば曾孫と，どこまでも代襲相続が認められますが，兄弟姉妹の場合には，甥・姪までと制限があります。

　なお，相続人になれる立場にあったとしても，図の下段に記載するような一定の非行があった場合には，相続失格や相続人の廃除により，相続人となることができなくなることがあります。

民法が定めた相続人の順位

	血のつながっている人	婚姻関係にある人
第1順位	子→孫→曾孫……(無限に)	配
第2順位	父母または祖父母	偶
第3順位	兄弟姉妹→甥・姪→×	者

相続人になれないケース

《相続の欠格となる事由》
　①被相続人や自分より先順位の相続人，同順位で相続人になるはずの人を故意に殺害したり，殺害しようとしたために刑に処せられた場合
　②被相続人が殺害されたことを知りながら，そのことを告訴・告発しなかった場合
　③詐欺・脅迫により，被相続人に遺言させたり，遺言を取り消させたり変更させたりした場合
　④詐欺・脅迫などにより，被相続人が遺言しようとするのを妨げた場合
　⑤被相続人の遺言を偽造・変造したり，破棄・隠匿した場合
《相続人の廃除となる事由》
　①被相続人を虐待した場合
　②被相続人に重大な侮辱を加えた場合
　③その他著しい非行があった場合

第6章　知っておきたい相続税の知識

6 遺産の配分はどのように行うのか

　相続人が1人のときは，被相続人の財産のすべてをその人が受け継ぎますから問題はないのですが，通常は相続人が2人以上いるのがほとんどですから，だれがどのくらいの遺産をもらえるのかが問題になります。民法では，この遺産配分の基準のことを「相続分」とよんでおり，図の上段に示すように4種類あります。

　まず「法定相続分」ですが，これは被相続人の意思を法律が推定して定めたもので，遺産配分の目安となります。その割合は，図の下段に示したとおりですが，だれが相続人になるかによって異なります。被相続人は，遺言で相続分を指定することができますが，これを「指定相続分」といい，法定相続分に優先します。ただし，指定相続分を決めるときは，相続人が必ず相続できる最低限の相続分としての「遺留分」に注意しなければなりません。

　遺留分は原則として法定相続分の2分の1ですから，「全財産を愛人に」という遺言があっても，妻と子は全財産の2分の1は保証されます。被相続人から生前贈与を受けたり，遺贈を受けたりした相続人を特別受益者といいますが，特別受益者がいる場合は，生前贈与を受けた財産を遺産に加えた額を法定相続分で配分します。したがって，特別受益者の相続分は《法定相続分－生前贈与分》になります。最後の「寄与分」は，被相続人の財産の維持や増加に特別に寄与した相続人に，特別に別枠を認めるものですが，寄与分をいくらにするかは相続人間の協議によります。

相続分の種類

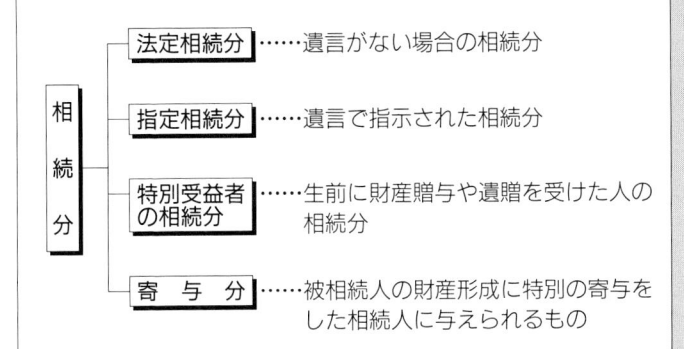

相続分
- 法定相続分 …… 遺言がない場合の相続分
- 指定相続分 …… 遺言で指示された相続分
- 特別受益者の相続分 …… 生前に財産贈与や遺贈を受けた人の相続分
- 寄 与 分 …… 被相続人の財産形成に特別の寄与をした相続人に与えられるもの

法定相続分の割合

相 続 人	法定相続分	留 意 点
子と配偶者の場合	配偶者 1/2 子 1/2	①子が数人あるときは，各人の相続分は頭割りとなる。 ②非嫡出子の相続分は嫡出子の1/2となる。
配偶者と父母または祖父母の場合	配偶者 2/3 父母または祖父母 1/3	直系尊属が数人あるときは，各人の相続分は頭割りとなる。
配偶者と兄弟姉妹の場合	配偶者 3/4 兄弟姉妹 1/4	①兄弟姉妹が数人あるときは，各人の相続分は頭割りとなる。 ②父母の一方を同じくする兄弟姉妹の相続分は，父母の双方を同じくする兄弟姉妹の1/2となる。

7 相続税のかかる財産・かからない財産

　相続税は，相続や遺贈などでもらった「財産」にかかる税金ですが，この場合の財産とは，被相続人が，亡くなった日にもっていた財産で，金銭に見積もることのできる経済的な価値のあるすべてのものをいいます。したがって，常識的にみて財産であると思われるものは，有形無形を問わずすべて相続財産になります。ただし，亡くなった人の一身に専属する権利，たとえば歯科医師の国家資格などは財産にはなりません。

　また，財産には，民法上の財産のほか，実質的にはこれらと同じものと考えられて，相続税の対象となる「みなし相続財産」といわれるものがあります。代表的なものは生命保険金や退職金などですが，これらは遺族に支払われるものであって，亡くなった人の財産ではありません。しかし，人の死という事実にもとづいて相続人が財産を取得するため，相続や遺贈と実質的に変わりないと考えられ，これらを相続財産とみなして課税が行われます。

　このほか，相続によって財産をもらった人が，相続開始前3年以内に被相続人から贈与を受けている場合には，その贈与によってもらった財産も，相続財産に加えられます。また，相続時精算課税制度によりもらった財産は，期間に関係なく相続財産に加えられます。ただし，結婚後20年以上たった夫婦間で居住用不動産の贈与をした場合の不動産（特定贈与財産）は，3年以内の贈与であっても，相続財産には加えられることはありません。

相続税がかかる財産の例

種類		内容
本来の相続財産	土地	田・畑・宅地・山林・その他の土地
	土地の上に存する権利	借地権・地上権・耕作権・永小作権など
	建物	家屋・構築物・庭園設備
	事業用の財産	商品などのたな卸資産・売掛金・機械器具・貸付金等の債権・電話加入権など
	有価証券	株式・出資・公債・社債・貸付信託・証券投資信託など
	現金・預貯金など	現金・小切手・銀行預金・郵便貯金・金銭信託など
	家庭用財産	家具・什器・自動車・貴金属・宝石・ゴルフ会員権・書画骨董など
	その他の財産	立木・特許権・著作権・貸付金など
みなし相続財産	生命保険金や共済金	被相続人の死亡により支払われる生命保険契約の保険金や生命共済契約の共済金
	死亡退職金等	被相続人に支給されるべきであった退職手当金や功労金で相続後に支払われるもの
	生命保険契約に関する権利	被相続人が保険料を負担し，被相続人以外の者が契約者になっていたもので，まだ保険事故が発生していないもの
	定期金に関する権利	被相続人が掛金を負担していた郵便年金契約などでまだ給付金の支給事由が発生していないもの

相続税がかからない財産の例

①お墓・仏壇・神棚・位牌・神具など(ただし骨董品は除く)
②死亡保険金のうち(法定相続人の数×500万円)の金額部分
③死亡退職金のうち(法定相続人の数×500万円)の金額部分
④弔慰金・花輪代(業務上の場合は給与の3年分，業務上以外の場合は給与の6カ月分)
⑤相続財産を相続税の申告期限までに，国・地方公共団体・特定の公益法人に寄付した場合の寄付財産
⑥交通事故の加害者から遺族が受け取る損害賠償金

8 借金と葬式費用は財産から引ける

 被相続人が生前に借入れをして,全部返さないうちに亡くなってしまうと,相続の放棄をしないかぎり,この借入金も相続人が引き継ぐことになります。これらの債務は,相続税の課税上はマイナスの要素となりますが,実際の手取財産をつかむためには,これら債務の控除が必要です。このため,相続税法では,債務を相続財産の額から差し引くことを認めていて,これを「債務控除」とよんでいます。

 控除される債務は,相続の時点で債務として実在しているものであれば,どのようなものでもかまいません。銀行などからの借入金,アパートの保証金,亡くなる前の病気の治療費や入院費,所得税や固定資産税などの税金も,相続が開始したときに未払いであれば,債務控除の対象になります。しかし,亡くなった人がお墓や仏壇を買って,その代金が未払いになっていたとしても,その未払金は債務控除の対象にはなりません。それは,これらの財産が非課税とされているため,その見返りとして債務控除も認められていないからです。

 葬式の費用は,本来は遺族が負担すべきものであって,亡くなった人の債務ではありません。しかし,人が亡くなった場合には葬式はつきものですし,その費用は相続財産から支出されることもあります。このため,葬式費用についても,相続税の計算をする場合,債務控除することが認められています。

控除できる債務

①銀行などからの借入金・未払利息
②個人が事業を行っている場合の事業上の買掛金・未払金など
③電気代・ガス代などの生活費の未払分
④治療費・入院費など医療費の未払分
⑤アパート経営で預かった保証金
⑥土地・建物にかかる固定資産税の未納分
⑦所得税・県民税・市民税などの未納分
⑧個人が事業を行っている場合の従業員からの源泉所得税

控除できない債務

①墓地や仏壇などの非課税財産の未払金

控除できる葬式費用

①葬式（仮葬式・本葬式とも含む）・埋葬・火葬・納骨・遺骨の回送にかかった費用
②お寺へのお布施・戒名料など（領収書がなくてもよい）
③お通夜にかかる費用など，通常葬式に欠かせない費用
④死体の捜索または死体・遺骨の運搬にかかった費用

葬式費用にならないもの

①香典返しのためにかかった費用
②墓地・墓碑の買入費用または墓地の借入料
③初七日・四十九日などの法事にかかった費用
④死体の解剖など，医学または裁判上の特別の処置にかかった費用

第6章 知っておきたい相続税の知識

9 相続財産はどう評価するか

 亡くなった人の財産がわかっても，それがいったいどのくらいの評価なのかがわからないと，相続人の間で財産を配分したり，相続税の額を計算したりすることはできません。現金や預金であれば，1億円はだれが評価しても1億円ですから問題はありませんが，土地・建物・株式などの財産は，人によって評価はかなり違ってきます。とくに土地の場合には，場所も違えば利用のしかたも異なりますので，評価はかなりむずかしいことになります。

 相続税を計算する場合，財産はすべて時価で評価するのが原則になっています。つまり，昔，安く手に入れた土地も，バブルのときに高い値段で買った株式も，すべて相続が発生したときの時価で評価します。しかし相続では，亡くなった人から相続人にタダで財産が移動します。したがって，実際に売り買いをしたときのように，お金のやりとりをしていませんので，時価は見積もらなければなりません。これを「財産評価」といいます。

 時価を見積もることがむずかしいからといって，この評価を相続税を支払う人にまかせてしまうと，評価の公平をはかることができなくなってしまいます。そこで，実務上は，図のように相続財産のほとんどのものについて，国税庁が評価の基準を定めています。これが「相続税財産評価に関する基本通達」といわれるもので，一般にも公表されており，この通達にもとづいた価額を時価と考えて，課税の統一をはかっています。

財産評価のあらまし

種　類		評　価　方　法
土地	自　用　地	路線価方式または固定資産税評価額倍率方式
	貸　　　地	自用地から借地権価額を控除
	貸家建付地	自用地価額－（自用地価額×（借地権割合×借家権割合））
	借　地　権	自用地価額×借地権割合
	農地・山林	原則として固定資産税評価額倍率方式
	小規模宅地	自用地価額の20％または50％
建物等	自　　　用	固定資産税評価額
	貸　　　家	自用の60～70％
	構　築　物	再建築価額から経年減価の額を控除した価額の70％相当額
有価証券	上場株式	証券取引所の課税時期における終値と、課税時期の属する月、その前の月、その前々月の各月の終値の平均額のうち、もっとも低い額
	取引相場のない株式	類似業種比準方式または純資産価額方式（特例的評価方式として配当還元方式がある）
	公社債等	発行価額と既経過利息の額との合計額
その他	預　貯　金	預入残高と既経過利息の合計から源泉税相当額を控除した額
	家庭用動産	再調達価額（時価）
	ゴルフ会員権	通常の取引価格の70％
	自　動　車	再調達価額（時価）
	生命保険金	解約返戻金相当額
	書画・骨董品	売買実例価額・精通者の意見価格などを参考にした評価額

10 相続税の計算のシクミは

　どのような財産に相続税がかかり，その財産がいくらで評価されるかがわかると，次は相続税の税額の計算になります。しかし，現行の相続税の計算は簡単ではありません。

　最初に，相続によって財産をもらった人ごとに課税価格を計算しますが，課税価格は，本来の相続財産にみなし相続財産と生前3年以内に贈与でもらった財産，相続時精算課税によりもらった財産を加え，非課税財産と債務，それに葬式費用を控除して計算します。

　次に，課税遺産総額を計算します。これは各人ごとの課税価格の合計額から基礎控除額をマイナスしたもので，これが実際に相続税がかかる金額になります。課税遺産総額がマイナスの場合には，相続税はかかりませんし，申告も不要です。

　さらに，実際の相続がどのようであろうと，課税遺産総額を法定相続分どおりに各相続人にわけたと仮定して，各人の相続税額を計算します。この金額の合計が相続税の総額になります。

　そして，各相続人ごとに実際に負担する相続税の金額を計算しますが，これは相続税の総額を各人が実際にもらった財産の割合で按分して求めます。

　最後に，各人ごとに税額調整を行い，納付税額を計算します。相続人が配偶者や未成年者・障害者ならば税額は減少しますが，血縁の薄い人が相続した場合には，相続税額の2割加算があります。

相続税の計算の手順

①各人ごとにもらった財産をチェックし，課税価格を計算する

☆このとき，相続財産に生命保険金や死亡退職金などが含まれている場合は，一定の額が控除される

↓

②課税遺産総額を計算する

☆①で求めた課税価格の合計額－基礎控除額

↓

③各人ごとの仮税額の計算をし，相続税の総額を求める

☆法定相続分で遺産分割があったと仮定して各人の相続税額を計算し，その税額の合計として相続税の総額を求める

↓

④各人が実際に負担する相続税額の計算をする

☆③で求めた相続税の総額を，各人が実際に相続した財産の割合で按分して，各人の実際の相続税額を計算する

↓

⑤各種の税額調整をし，各人の税額を計算する

☆配偶者に対する税額軽減や贈与税額控除など，各人の個別事情に応じた税額の調整を行い，納付すべき税額を計算する

11 相続税の申告と納付はどのようにするのか

　相続税の申告をしなければならない人は，相続によって財産をもらった人ですが，すべての人に申告義務があるわけではありません。課税価格の総額が，基礎控除額以下の場合や，税額控除の適用によって納付税額がゼロとなる場合には，申告する必要はありません。ただし，配偶者に対する税額軽減の特例によって税額がゼロとなる場合には，申告書を提出しなければ，特例の適用を受けられなくなりますので申告が必要になります。

　相続税の申告は，相続の開始があったことを知った日の翌日から10カ月以内に，亡くなった人の住所を管轄する税務署に対して行わなければなりません。また相続税の申告書は，ひとつの申告書に財産を取得した人の全員が連署して提出できるようにつくられていますので，普通は一部のみ提出します。

　相続税は，現金で，申告期限までに全額を一括して納めるのが原則となっています。税金を納める場所は，銀行・郵便局・税務署ですが，納付が遅れると延滞税がかけられます。ただし，税額が10万円以上で現金納付が困難な場合には，担保提供や申請書の提出を条件に，最長20年の延納が認められています。また，延納によっても税金の納付ができない場合には，相続財産そのもので相続税を納めることができます。不動産の時価が下落している場合には，不動産を売却して税金を納めるより物納のほうが有利となることもあります。

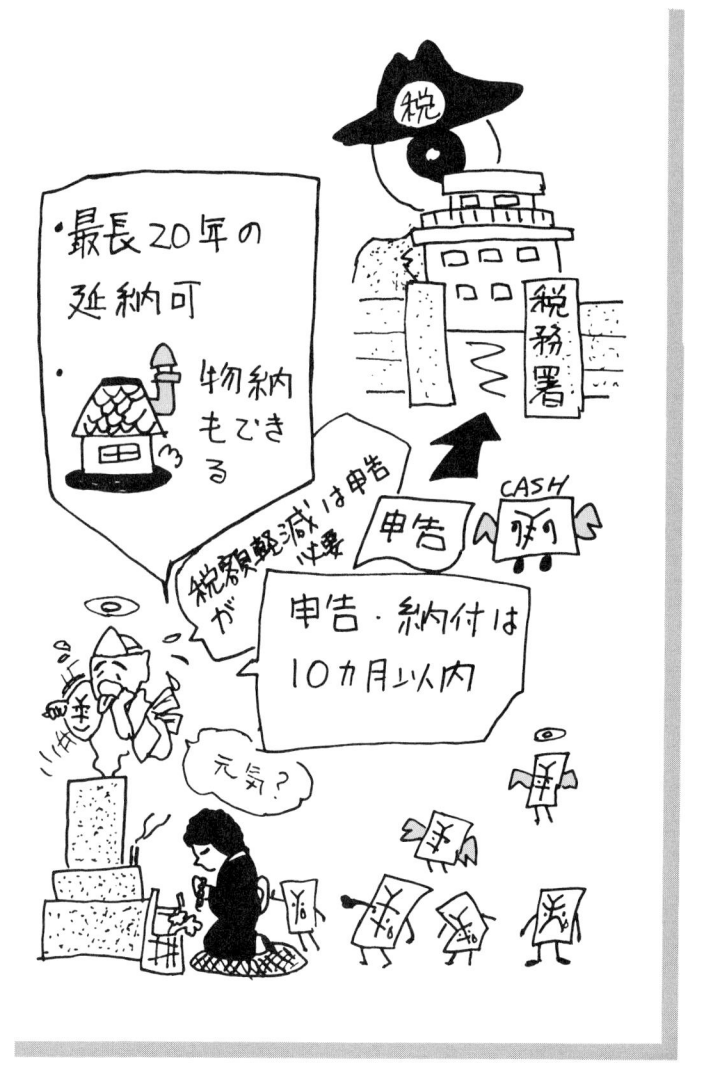

第6章　知っておきたい相続税の知識

第7章

知っておきたい贈与税の知識

1　贈与とはどのようなことか

　贈与とは"タダでモノをあげること"をいいますが，民法には，贈与とは当事者の一方が自己の財産を無償で相手方に与える意思を表示し，相手方が受諾をすることによって効力を生ずる契約である，と定められています。ここで大事なことは，贈与は「あげましょう」「もらいます」というお互いの了解があってはじめて成立するものであり，贈与者の一方的な意思表示だけで成立するものではない，ということです。このことは，贈与税や相続税を理解する上で，大変重要なポイントになります。

　父親が子供名義で預金をする，あるいは祖父が孫の名義で財産を取得すれば，それは税務署にも内緒の贈与になり，相続対策も万事怠りなしと思っている人がたくさんいます。しかし，イザ相続となった場合には，子供名義の預金や孫名義の財産の多くは，単に子供や孫の名前を借りて父親や祖父が預金や財産の取得を行ったものとみなされ，相続財産となってしまいます。それは，子供や孫が知らないうちにこのようなことが行われているため，贈与という法律行為が完全に終わっていないからです。

　贈与契約は，口約束でも法律上は立派に成立します。ただし，口約束による贈与契約は，いつでも取り消すことができます。贈与契約も契約ですから，2人の意思をハッキリさせ，一方的に取り消しができなくなるよう，書面での贈与契約をつくっておくことが大事になります。

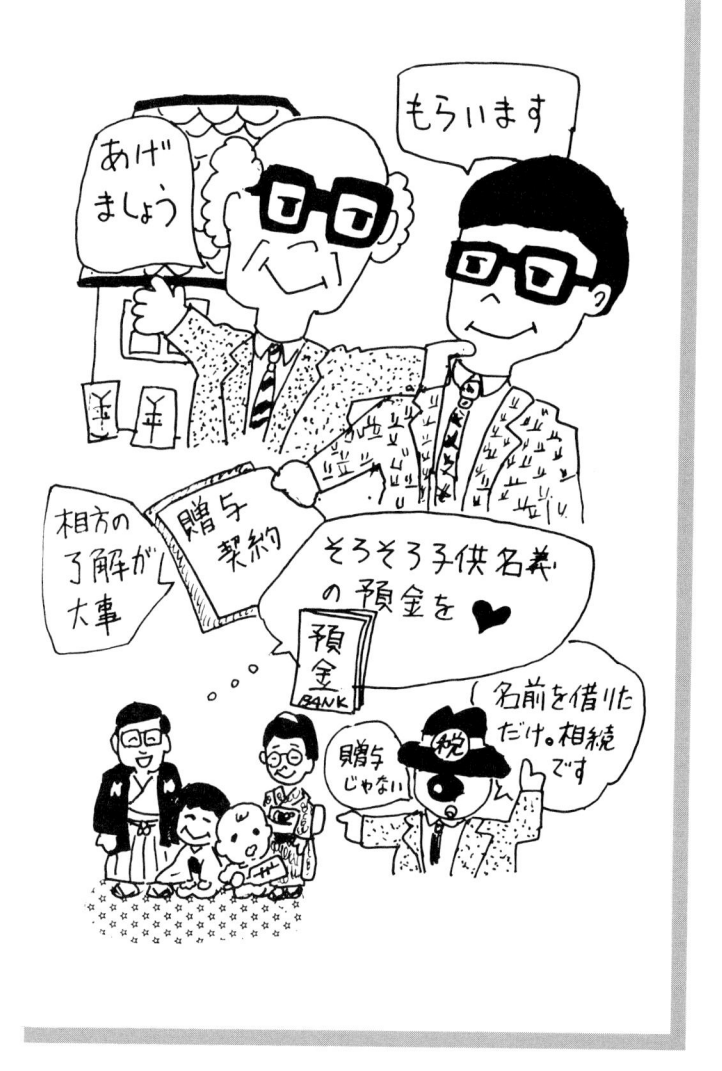

第7章 知っておきたい贈与税の知識 161

2 贈与税とはどんな税金か

　贈与税は，お互いの意思表示のもとに，個人から個人へ財産が贈与されたときに，財産をもらった人にかかる税金です。その意味では，贈与税は，相続税と大変よく似た性質をもった税金であるといえます。

　相続税は，亡くなった人の財産を相続や遺贈によってもらった人にかかる税金です。したがって，もし贈与税がかからないとすると，生前に親族などに財産を贈与することによって，相続税の課税を逃れようとすることも考えられます。また，ある人が生前に，将来相続人になる人に財産を贈与してしまうと，その人が亡くなったときには財産がなくなってしまい，相続税がまったくかからないということも予想されます。つまり，相続税が設けられていても，相続税を課税することができなくなってしまいます。

　また，生前に財産の贈与を受けなかった人との間において，税負担の上で，いちじるしい不公平が生じてしまいます。このため，相続や遺贈によってもらった財産に対しては，相続税を課税するとともに，生前になされる財産の贈与については，贈与税を課税することで相続税を補完しているのです。

　このように，贈与税は相続税を補完するものですが，相続税逃れを防ぐ目的で，税金の中でももっとも高い税率が設定されています。《生きているうちは贈与税，死んだら相続税》——これが財産を移転するときの税金のルールです。

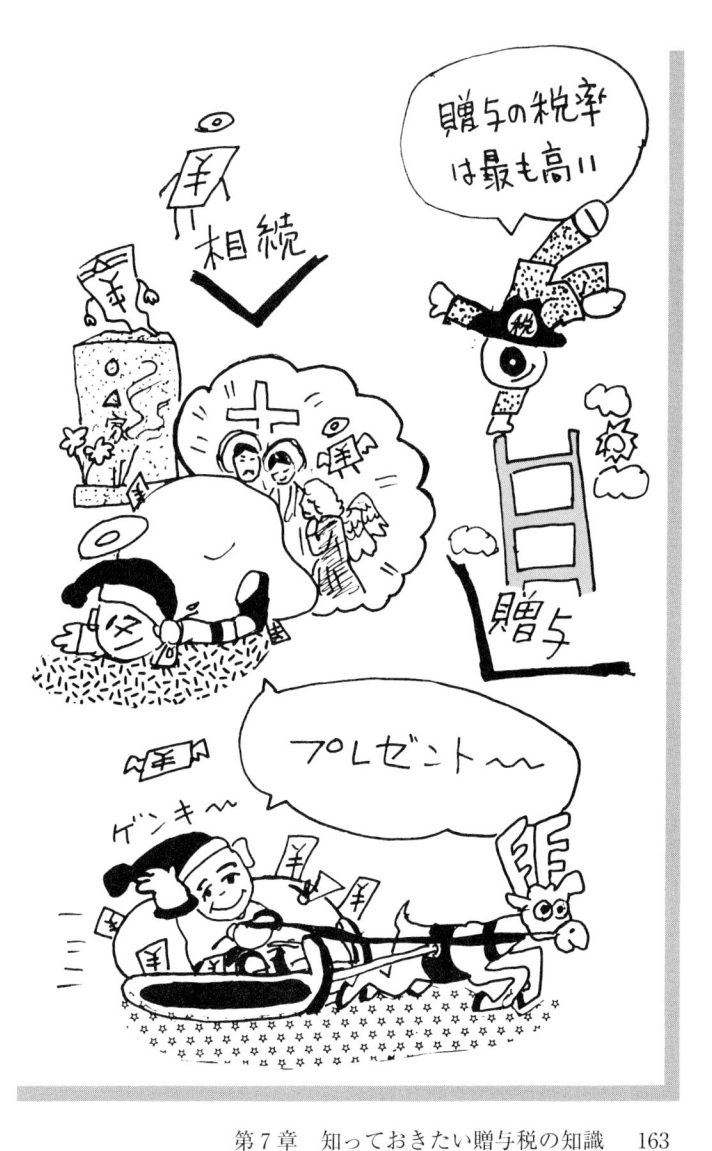

第7章　知っておきたい贈与税の知識

3 贈与がトクか相続がトクか

　相続税も贈与税も，どちらも超過累進税率になっていて，税率は最低10％から最高50％までとどちらも同じですが，途中の税率のきざみはまったく違います。贈与税は，相続税逃れを防ぐ目的をもっているため，課税対象となる財産の価額が同じでも税率がはるかに高く，暦年課税の場合には，基礎控除の額も110万円におさえられています。たとえば，親などから基礎控除後で1,000万円の財産をもらったとすると，相続では100万円の税額ですみますが，贈与では税額は275万円にもなってしまいます。

　相続税と贈与税とを単純に税率面で比較すれば，贈与税のほうが高いといわざるを得ません。しかし，どちらがトクかは一概にはいえません。なぜならば，相続のシクミと贈与のシクミがまったく異なるわけですから，税率だけでは判断できないからです。また，相続はいつ発生するかわかりませんので，財産が相続時点でいくらあり，それがいくらに評価されるかもわかりません。また，税制がそのときどうなっているかもわからないのです。

　一方，贈与は，相続と違って計画的に行うことができますので，低い税率の範囲内で贈与を継続して，節税をはかることも可能です。贈与税の基礎控除は，年間１人110万円ですが，相続の場合と違って何回でも使えます。たとえば，毎年110万円ずつ５人の子供に50年間贈与をすると，２億７千５百万円もの財産を，無税で子供に渡すこともできるのです。

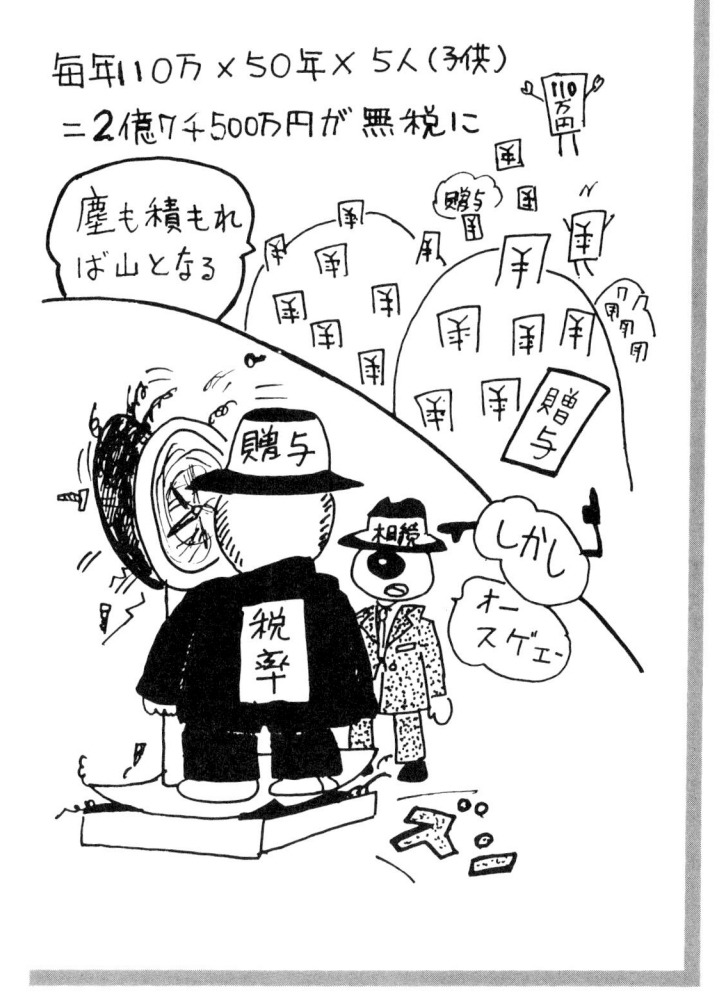

第 7 章 知っておきたい贈与税の知識

4 贈与税がかかるのはどんな場合か

　暦年課税の場合，個人が，他の個人から1年間に110万円以上の財産をもらうと，贈与税がかかります。贈与税の対象となる財産には，現金・預貯金・有価証券・貸付金など，金銭に見積もることのできる，有形無形の経済的な価値のあるものがすべて含まれます。このような本来の贈与財産の範囲や評価は，相続の場合の本来の相続財産と変わるところはありません。

　このほか贈与の場合も，相続と同じように「みなし贈与財産」に対して課税が行われます。みなし贈与財産は，形式的に贈与ではなくても，実質的に，贈与によって財産をもらったのと同じ効果となる場合のことをいいますが，課税の公平をはかるため，贈与によってもらったものとみなして，贈与税がかけられます。みなし贈与財産の主なものは次のようなものです。

①いちじるしく低い価額で財産を譲り受けたときの時価（相続税評価額）との差額
②無利子の金銭貸与等があったときの利息相当額
③債務の免除や肩代わりをしてもらった額
④保険金受取人以外の者が保険料を負担していた生命保険金の受取額

　父母等から住宅取得資金等の贈与を受けたときの特例を，その年の前年以前4年以内に受けている場合には，1年間にもらった財産の合計額が110万円以下でも贈与税がかかります。

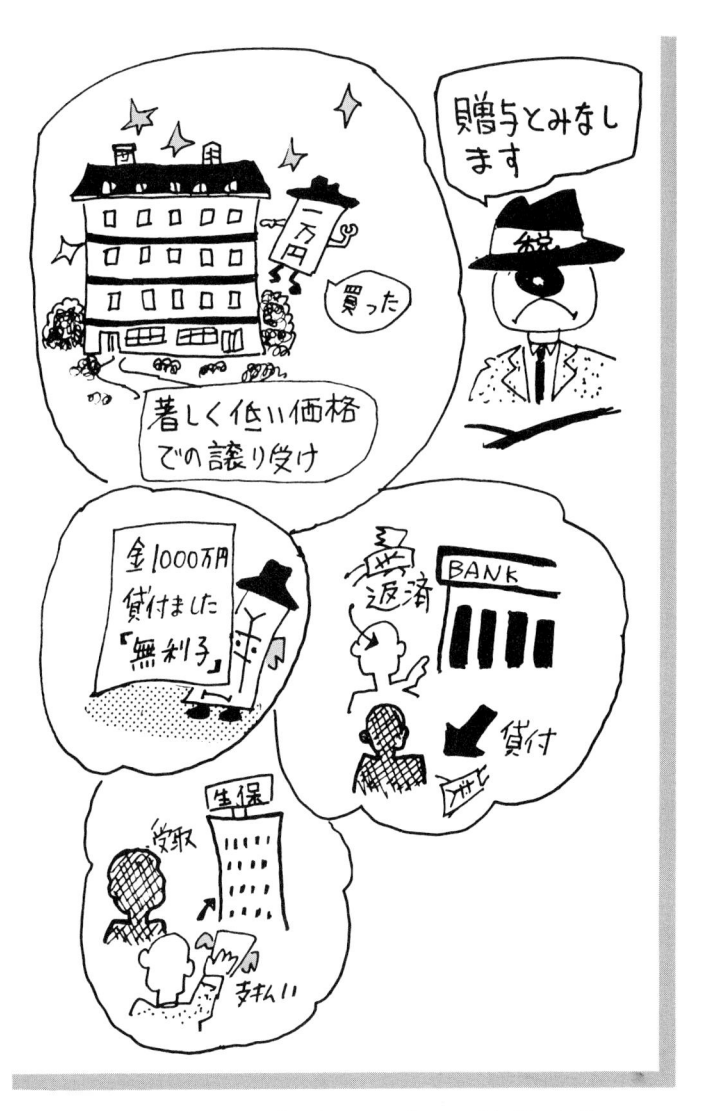

第7章 知っておきたい贈与税の知識

5 贈与税がかからないケース

　贈与税は，贈与されたすべての財産についてかかりますが，これを厳密に適用すると，親が子供に小づかいをやっても贈与，毎年贈るお中元やお歳暮も贈与ということになります。このため税法では，財産の性質や社会常識，公益的な配慮などから，贈与税をかけない非課税贈与財産として，次のものを定めています。

①夫婦・親子などの親族の間で，通常必要と認められる範囲の生活費や教育費にあてるための財産の贈与

②お中元・お歳暮・出産祝い・結婚祝い・香典など，社交上必要な贈与や，子供が結婚する際に持たせてやる家具などの身の回りの品物で，社会通念上相当と認められるもの

③会社などの法人から贈与を受けた財産（ただし，所得税がかかります）

④候補者が選挙運動のために贈与を受けた金品で，公職選挙法による報告を行ったもの

⑤宗教・慈善・学術等の公益事業を行う個人が贈与された財産

⑥心身障害者共済制度によって地方公共団体から受けた給付金

⑦相続または遺贈により財産を取得した者が，その相続開始の年に，被相続人から贈与により取得した財産（ただし，相続税がかかります）

⑧特別障害者を受益者とする一定の信託契約で，信託された価額のうち6,000万円までの金額

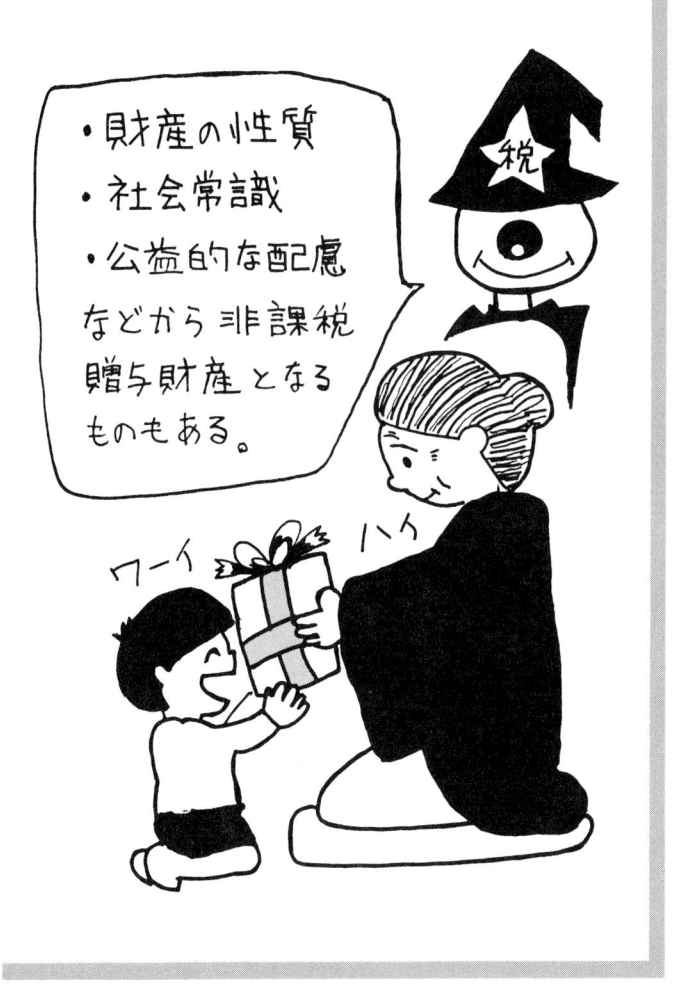

第7章 知っておきたい贈与税の知識

6 贈与税はどう計算するか

 贈与税には，暦年課税と相続時精算課税の２つの計算方式がありますが，暦年課税の贈与税はシンプルで，１年間にもらった贈与財産から，基礎控除や配偶者控除などを控除した金額に，贈与税の税率をかければ簡単に計算できます。

 贈与税を計算するためには，最初に，１月１日から12月31日までの１年間にもらったすべての財産の課税価格を計算しなければなりません。したがって，１年間に，祖父から不動産をもらい，父から現金をもらった場合には，不動産と現金を合計して課税価格を計算しなければなりません。また，ここでいう課税価格とは，贈与税がかかる金額のことですが，本来の贈与財産にみなし贈与財産を加え，それから非課税贈与財産を差し引いたものになります。これらの贈与財産については，贈与があったときの相続税評価額で評価し，課税価格を計算します。

 次に，この課税価格から，基礎控除として110万円をマイナスします。贈与税の基礎控除は，贈与を受けた人１人につき，年間110万円と決められています。したがって，何人かの人から贈与を受けても，また，課税価格がいくらであっても，基礎控除の額は変わることはありません。

 贈与税の税額については，図のような速算表が用意されているので，基礎控除後の価格に，これに対応する税率をかけ，速算表の控除額を差し引けば簡単に計算できます。

贈与税の速算表

基礎控除後の金額	税率	控除額
200万円以下	10%	—
200万円超 ～ 300万円以下	15%	10万円
300万円超 ～ 400万円以下	20%	25万円
400万円超 ～ 600万円以下	30%	65万円
600万円超 ～ 1000万円以下	40%	125万円
1000万円超	50%	225万円

[計算例]

祖父から相続税評価額1,000万円の土地，父親から現金500万円の贈与を受けた。

↓

　土地　　　現金　　基礎控除　税率　控除額　　税額
{(1,000万円+500万円)−110万円}×50%−225万円＝470万円

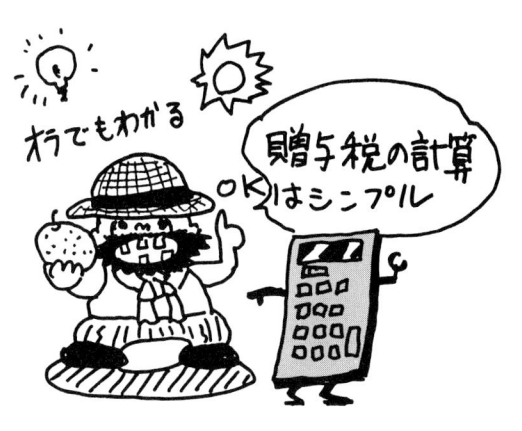

オラでもわかる 贈与税の計算はシンプル OK

第7章　知っておきたい贈与税の知識

7　夫婦間で住まいを贈与したときの特例

　相続税には，配偶者について法定相続分以下の相続であれば，相続する財産が多額であっても相続税がかからないという，配偶者の税額軽減という優遇措置がありました。贈与税についても，配偶者の間で財産が移った場合に，贈与税の税額を安くする特例──「贈与税の配偶者控除」が設けられています。これは，配偶者の老後の生活を保障するために，とくに認められているものです。また，この控除には，贈与が生前3年以内に行われたものであっても，相続税がかからないというメリットもあります。

　配偶者控除は，次の6つの要件をみたす贈与について，110万円の基礎控除とは別ワクで，最高2,000万円を課税価格からマイナスすることを認めるものです。

①戸籍上の婚姻期間が20年以上の配偶者間の贈与であること
②居住用の土地や建物の贈与，または居住用の土地や建物を買うためのお金の贈与であること
③もらった土地や建物またはもらったお金で買った土地や建物に，もらった年の翌年3月15日までに実際に住むこと
④もらった年の翌年の3月15日以後も，引き続きそこに住む見込みであること
⑤過去に贈与税の配偶者控除を受けていないこと（一生に一度だけ認められる）
⑥戸籍謄本等所定の書類を添付して贈与税の申告をすること

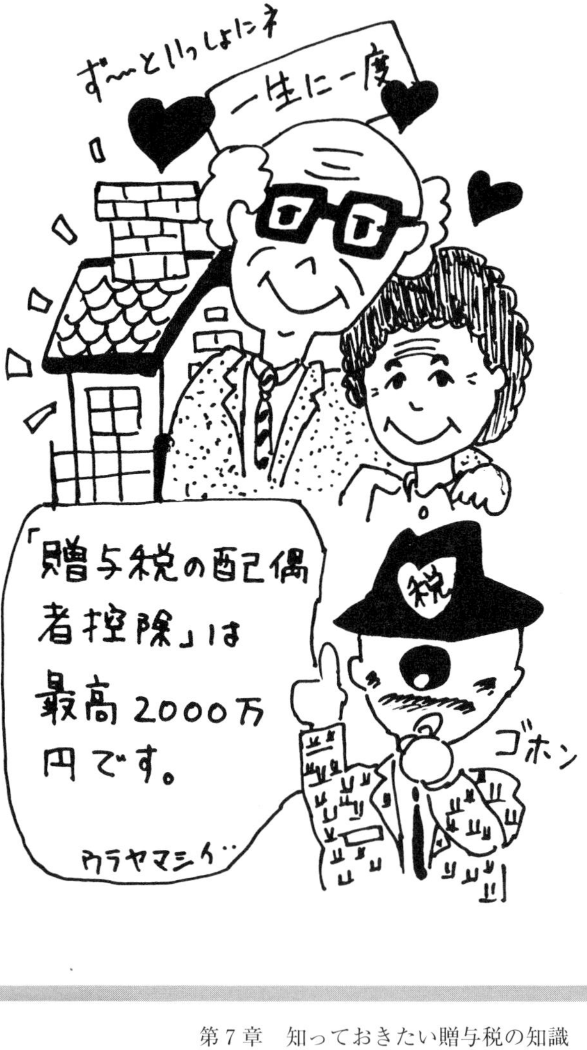
ず～っといっしょにネ
一生に一度
「贈与税の配偶者控除」は最高2000万円です。
ウラヤマシイ…
ゴホン
税

8 親子間で住宅取得資金を贈与したときの特例

　若い人がマンションなどの住宅をもつ場合，親からの金銭の援助を受ける割合は40％近くにもなるといわれます。その場合，単純に贈与を受けたのでは，当然，贈与税がかかってしまい，子供が簡単に住まいを買うことができなくなってしまいます。そこで，住まいを買うためのお金であれば，1,500万円までの部分については贈与税を安くしようという特例が設けられています。この特例を受けると，5年分の基礎控除を前倒しして受けられますので，550万円までの資金贈与については贈与税がかかりません。

　この住宅資金の特例を受けるための要件は，次のとおりです。

①住まいを買うために子供が父母から，または孫が祖父母からもらうお金であること

②お金をもらった日前5年以内に，お金をもらった本人またはその配偶者のもっている住まいに住んでいないこと

③お金をもらった年の合計所得額が1,200万円以下であること

④買った住まいの床面積が，50㎡以上であること

⑤買った住まいが中古住宅のときは，築後20年以内（鉄骨造等の場合は25年以内）のものであること

⑥資金贈与の年の翌年3月15日までに買った住まいに住むこと

⑦所定の書類を添付して申告すること

　この特例は平成17年12月31日まで受けられますが，相続時精算課税制度とこの特例の選択については注意が必要です。

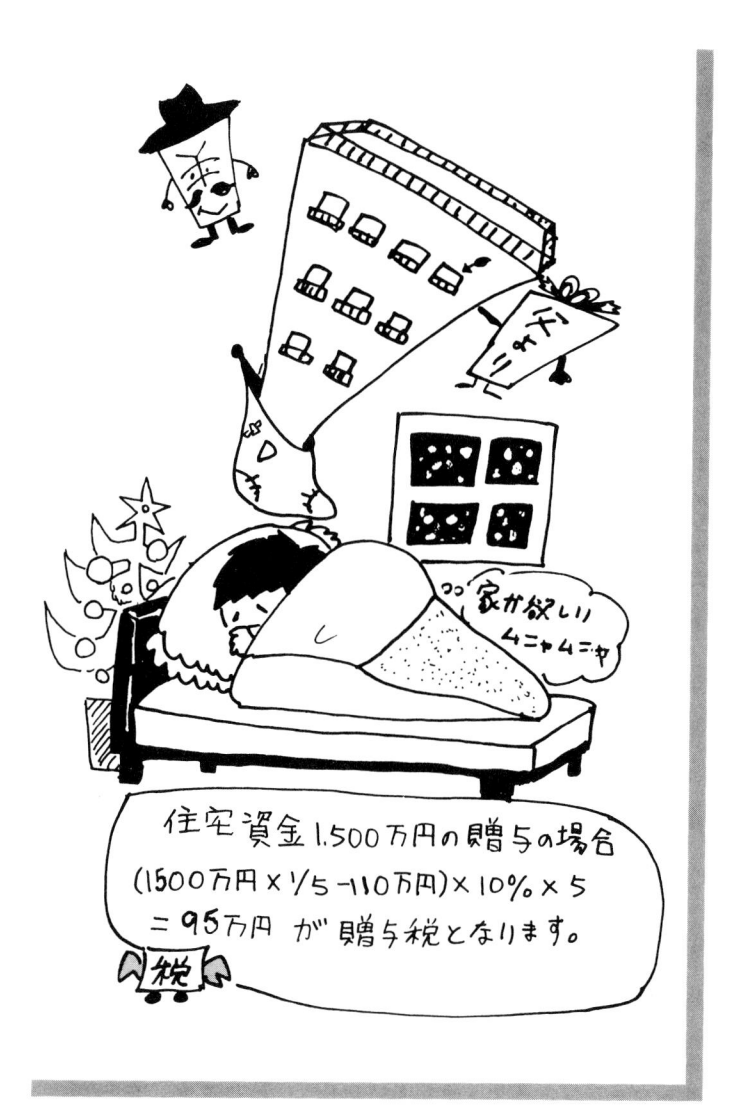

住宅資金1,500万円の贈与の場合
(1500万円×1/5－110万円)×10%×5
＝95万円 が贈与税となります。

第7章 知っておきたい贈与税の知識

9 相続時精算課税による贈与税の計算

　もうひとつの計算方式である相続時精算課税の場合は，暦年課税の場合とは異なったシクミで贈与税の計算が行われます。

　相続時精算課税を選択して親から贈与を受けた子は，贈与を受けた際に，その贈与財産に対する贈与税をいったん支払います。その後，相続が発生した場合には，その贈与財産と相続財産とを合計した価額で相続税額を計算し，この相続税額からすでに支払った贈与税額を控除して相続税を納付します。したがって，暦年課税の贈与税とは違い，相続財産を減らす効果はありません。

　贈与を受けた際に支払う贈与税は，贈与財産の合計額から特別控除額2,500万円を控除した金額に20％を乗じた金額です。たとえば，1年目に2,000万円の贈与を受け，翌年1,200万円の贈与を受けた場合の贈与税額は，1年目はゼロになり，翌年は2,500万円の特別控除額のうち500万円が残っているため，(1,200万円−500万円)×20％＝140万円と計算されます。

　相続時精算課税の適用対象者は，贈与者については，贈与をした年の1月1日現在65歳以上の親，受贈者については，贈与を受けた年の1月1日現在20歳以上の子となります。

　この制度を受けるためには，納付する贈与税額がなくても，「相続時精算課税選択届出書」を贈与税の申告書とともに提出する必要があります。また，一度選択した相続時精算課税を，暦年課税に戻すことはできないこととなっています。

相続時精算課税

要　　件	贈与者	65歳以上の親
	受贈者	20歳以上の子
	相続時精算課税選択届出書を提出すること	
選　　択	受贈者ごとに選択可。 （例）長男：相続時精算課税、次男：暦年課税	
	贈与者ごとに選択可。 （例）父：相続時精算課税、母：暦年課税	
撤　　回	一度選択した相続時精算課税を、暦年課税に戻すことはできない。	
財産の種類等	財産の種類、金額、贈与回数の制限なし	
特別控除額	1人の贈与者からの贈与につき2500万円	
税　　率	特別控除額を控除した後の金額に対して一律20%	

10 相続時精算課税の住宅取得資金の特例

　相続時精算課税にも，住宅取得資金の特例があります。この特例は，65歳以上の親から受ける贈与について認められる相続時精算課税の選択を，65歳未満の親から受ける贈与についても選択でき，特別控除額が1,000万円上乗せされ3,500万円になるという特例です。この特例を受けるための手続き，贈与税の計算方法は相続時精算課税と同様になります。

　この特例を受けるための要件は，次のとおりです。

①住まいを買うために子供（20歳以上であること）が父母（年齢制限なし）からもらうお金であること

②買った住まいの床面積が50㎡以上であること

③買った住まいが中古住宅のときは，築後20年以内（鉄骨造等の場合は25年以内）のものであること

④資金贈与の年の翌年3月15日までに買った住まいに住むこと

⑤所定の書類を添付して申告すること

　なお，相続時精算課税の住宅取得資金の特例を受けた場合に，住宅取得資金以外の財産の贈与を受けると，その部分も含めて相続時精算課税が適用されることになります。したがって，住宅取得資金の特例を組み合わせれば，親の年齢が65歳未満であっても，相続時精算課税を選択することができることになります。

　（注）相続時精算課税の住宅取得資金の特例も暦年課税の住宅取得資金特例と同じく平成17年12月31日までの適用となります。

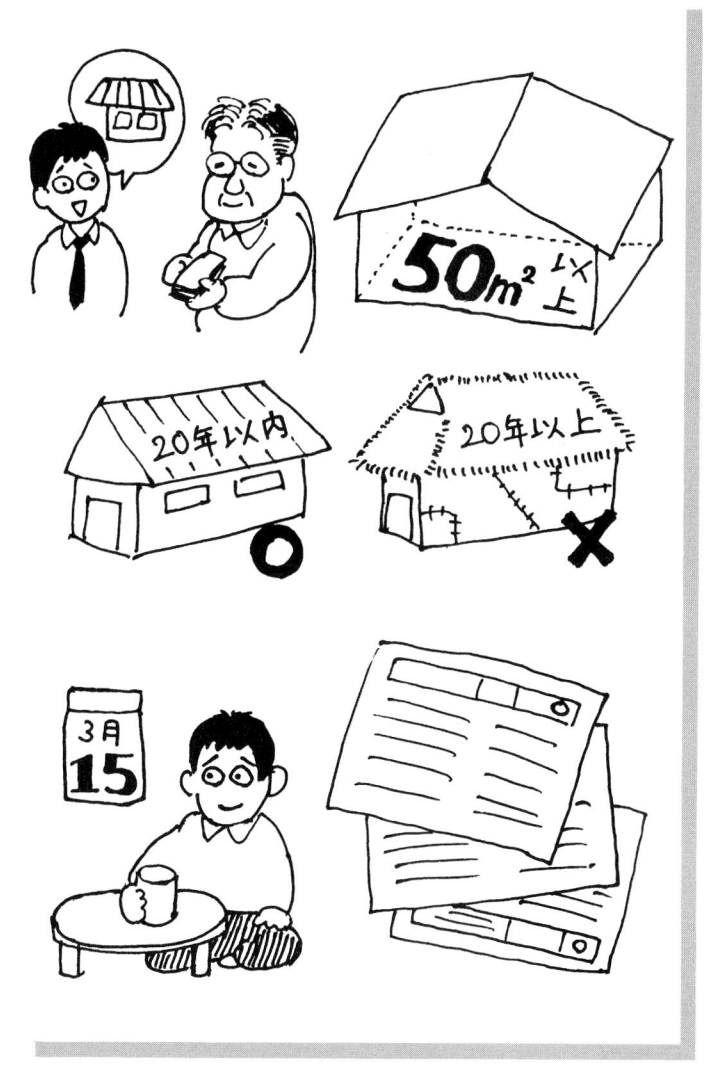

第7章　知っておきたい贈与税の知識　179

11 贈与税の申告と納付はいつするのか

　暦年課税の場合には、1月1日から12月31日までにもらった財産の価額の合計が、基礎控除の110万円を超える場合に、贈与税の申告書を提出することになりますが、2,000万円の配偶者控除の特例、住宅資金贈与の特例や相続時精算課税の適用を受ける場合には、申告書の提出が要件になっていますので、税額がゼロでも申告しなければなりません。

　贈与税の申告は、贈与を受けた人が、贈与を受けた年の翌年の2月1日から3月15日までの間にしなければなりません。また、申告書の提出は、贈与をした人の住所地を管轄する税務署ではなく、贈与を受けた人の住所地を管轄する税務署へすることになります。

　贈与税は、贈与を受けた年の翌年2月1日から3月15日までの間に、現金で全額を納めなければなりません。贈与税を納める場所は金融機関や税務署ですが、納期限内に納付ができない場合には延滞税がかけられます。しかし、大きな土地などをもらった場合のように、一時に多額の税金を納めることがむずかしいときは、申告期限までに延納申請書を提出すると、5年以内にかぎって年賦による延納が認められていますが、延納税額については原則として（公定歩合＋4％）の利子税がかかります。また、税務署の調査結果によっては、申請が却下されることもあります。なお、贈与税については相続税と違って、物納の制度はありません。

贈与税の延納の要件

①納付税額が10万円を超えること
②金銭で一時に納付することが困難な理由があること
③担保を提供すること
　　ただし，延納額が50万円未満で延納期間が3年以下の場合は担保は不要
④申告期限までに延納申請書を提出すること

⬇

　　税務署の許可をうけて，一時納付が困難である金額について最長5年の延納が認められる

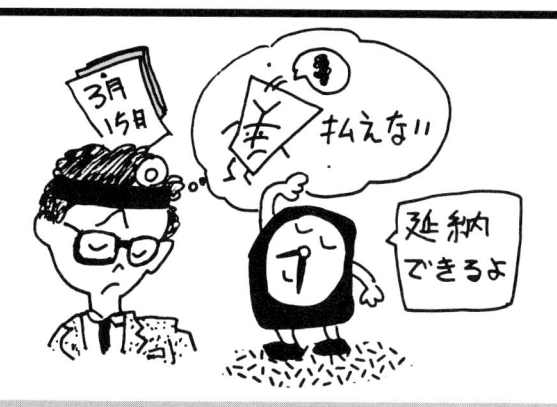

12 上手な生前贈与のポイント

　相続税を少なくするための基本的な節税法としては、財産そのものの評価を下げる方法もありますが、財産を少なくする生前贈与の方法も有力で、そのポイントは、次のとおりです。

　まず、相続税の予想税率が30％の場合、200万円の財産があると60万円の相続税がかかりますが、これを贈与すると9万円の贈与税ですみます。このように、相続税の予想税率よりも低い税率での贈与を繰り返すと、少ない税金で財産を移転することができ、相続財産も減るので、相続税の税率も下げることができます。

　次に、孫に財産を贈与すると、子供に相続が発生してもその財産には相続税がかかりません。一世代相続をパスすれば、それだけ税金の負担が減りますので、配偶者よりも子供、子供よりも孫のほうが贈与の効果が大きいことになります。

　550万円を1人に贈与すると、670,000円の贈与税がかかりますが、これを5人に110万円ずつ贈与すると、贈与税はかかりません。また、これを繰り返すことによって、多くの財産を無税で移転することもできます。《多くの人に少額の財産を何度も贈与する》――これが生前贈与の3つ目のポイントになります。

　贈与したかどうかがハッキリしないのでは、相続税の税務調査の際に問題になります。したがって、通帳への記帳、贈与契約書の作成、申告書の提出、贈与税の納付など、客観的に証明できる証拠資料をシッカリと残しておくことが大事になります。

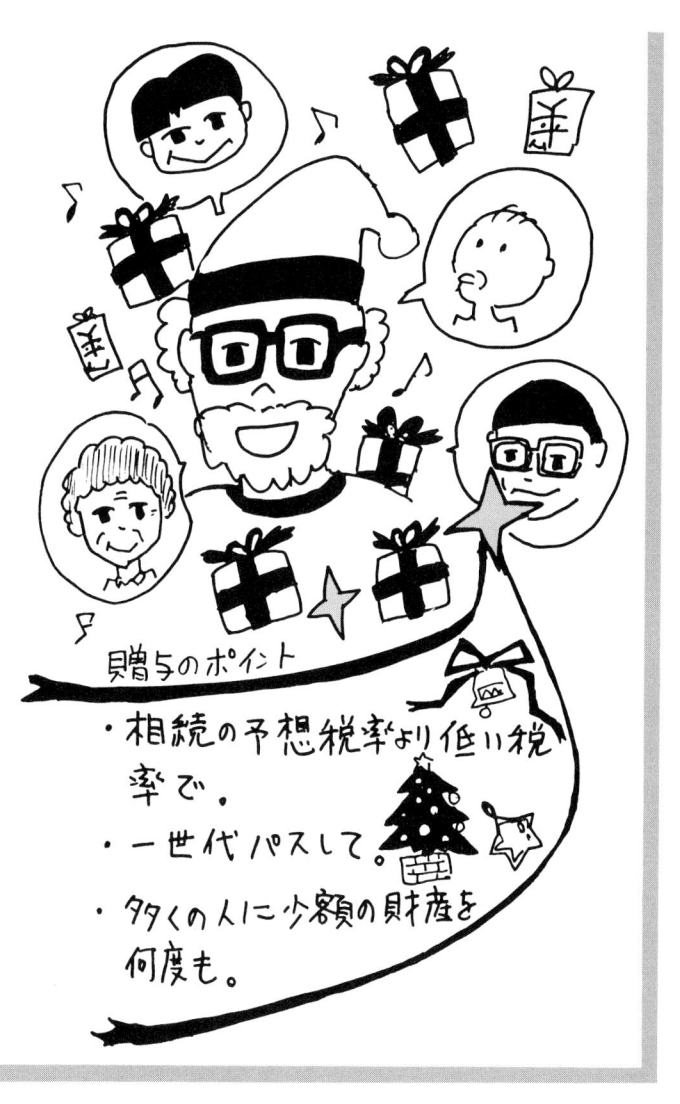

第7章 知っておきたい贈与税の知識

13 医院の経営者の名義を変更すると贈与税がかかる

　個人開業の歯科医院の経営者の名義の変更が行われても，財産の移転がなければ贈与税がかかることはありません。しかし，親から子へのバトンタッチのような場合には，親が使っていた医薬品・医療機械・器具・備品などが，タダで後継者にわたることが多いようです。

　このような場合には，子が引き継いだ棚卸資産・固定資産・未収金などの事業用資産の時価の総額から，子が引き継いだ未払金や買掛金などの債務の合計額を差し引いた純資産がプラスで，かつ贈与税の基礎控除額を超える場合には，税務上は，その超えた金額が親から子に贈与されたものとして取り扱われ，子に贈与税がかかります。反対に，子が引き継ぐ純資産が贈与税の基礎控除額以上のマイナスの場合には，子から親に贈与があったとみなされ，親に贈与税がかけられます。これからわかるように，財産と債務の差額が贈与税の基礎控除額を超えると，親または子のいずれかに贈与税が課税されます。

　相続時精算課税を選択すると2,500万円までは贈与税がかかりませんが，相続が発生した場合には，贈与した財産が相続財産に加算され，相続税がかかります。

　このように生存中に医院の承継を行う場合には，税金の問題もからんでくるため，どのタイミングで，どのような方法で行うかには慎重な判断が必要となります。

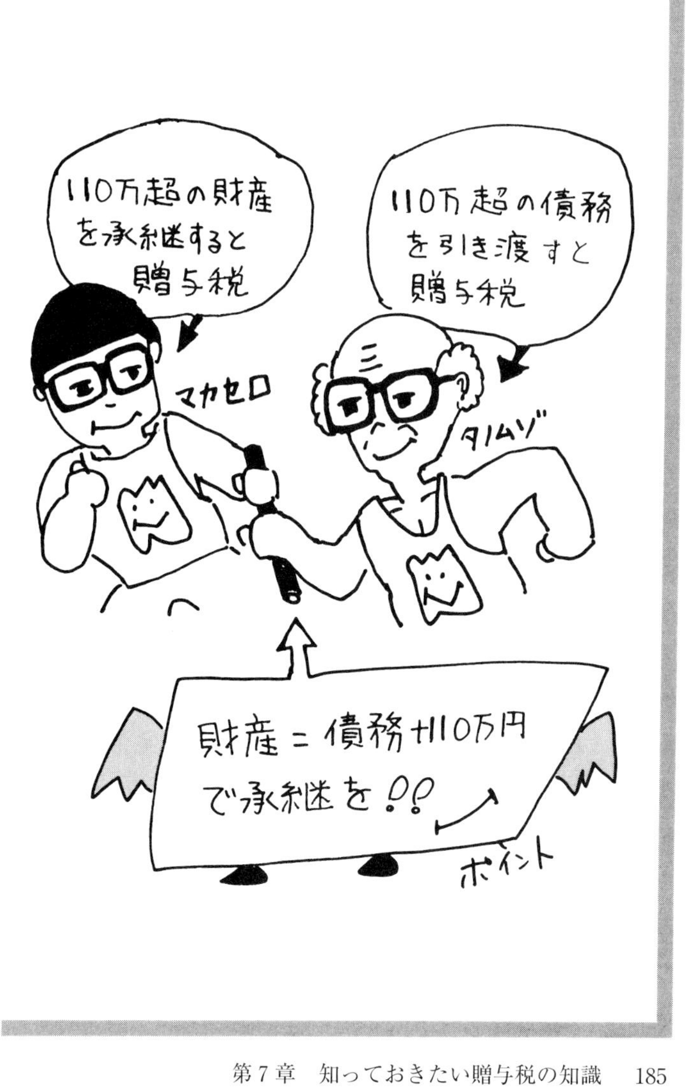
110万超の財産
を承継すると
贈与税
110万超の債務
を引き渡すと
贈与税
マカセロ
タムゾ
財産＝債務+110万円
で承継を!!
ポイント

〈著者紹介〉

小山　隆洋（おやま　たかひろ）

昭和23年，岩手県に生まれる。昭和46年中央大学商学部在学中に公認会計士第２次試験に合格。昭和47年同校卒業後，等松青木監査法人（現監査法人トーマツ）に勤務する。平成元年小山公認会計士事務所を開設し，平成５年に税理士登録をする。現在，同事務所所長として，医療関係を中心とした経営指導やセミナー講師などを行い，高い評価を得ている。

主な著書：歯科医院の経理入門，歯科医院の経営分析入門（クインテッセンス出版），日経ヘルスビジネス年鑑'92（共著，日経ＢＰ社），会計実務ハンドブック（共著，日本経済新聞社）他

連絡先：〒188-0011
　　　東京都西東京市田無町5-11-14　中宿ビル１Ｆ
　　　小山公認会計士事務所
　　　　TEL 0424-64-8390/FAX 0424-64-2218

１時間でわかる〈新版〉歯科医院の税務入門

2005年2月10日	新版第１刷発行
著　　者	小山　隆洋
発　行　人	佐々木一高
発　行　所	クインテッセンス出版株式会社 東京都文京区本郷３丁目２番６号　〒113-0033 クイントハウスビル　電話　(03)5842-2270（代表） 　　　　　　　　　　　　 (03)5842-2272（営業部） 　　　　　　　　　　　　 (03)5842-2280（編集部） web page address　http://www.quint-j.co.jp/
印刷・製本	サン美術印刷株式会社

Ⓒ2005　クインテッセンス出版株式会社　　　　禁無断転載・複写
Printed in Japan　　　　　　　　　　　　落丁本・乱丁本はお取り替えします
　　　　　　　　　　　　　　　　　　　　ISBN4-87417-834-0　　C3047
定価はカバーに表示してあります

●歯科医院経営のノウハウがいっぱい！

高津茂樹/橋本佳潤＝著

今すぐできる歯科医療機能評価
－7分類からセルフチェック－

- ●A4判変型
  98ページ
- ●定価3,675円
- ●本体3,500円
  税5%

自院にかかりつけ歯科医院としての機能がどれだけ備わっているかを7つの分類（約300項目）からセルフチェックできる。自院の課題を知り、改善を行っていくためのアドバイス満載。

先端歯科医療協同組合＝編著

歯科医院のためのISO9000入門

- ●B6判変型
  240ページ
- ●定価2,940円
- ●本体2,800円
  税5%

近年歯科医院は増加しており、自己の歯科医院の特徴を患者にアピールするために治療技術以外の付加価値として患者（顧客）満足度をはじめとした経営ノウハウの善し悪しが大きな注目を集めている。そこで本書ではISO9000導入による歯科医院の経営の質の向上を図るためにその導入の手順、効果などをわかりやすく解説する。

深谷　翼＝著

歯科医療事故の法的責任

- ●A5判
  279ページ
- ●定価7,140円
- ●本体6,800円
  税5%

本書は、歯科医療事故における法律的な基礎知識と、事故訴訟についての現況を示すとともに、近年の歯科医療事故判例を詳細に解説している。「基礎知識編」では、法的責任とはどのようなものか、どのような場合に民事・刑事責任を問われるのかを解説。「事例編」では、歯科医師の責任をめぐって実際に争われた24の裁判例を臨床に即して類別し、法的な視点から検討する。歯科医療事故の防止、発生した事故の法務対策に必携の書。

● 歯科医院経営のノウハウがいっぱい！

高津茂樹/橋本佳潤＝監修　高津茂樹/植木清直・他＝著

経営を安定させる歯科チーム医療
スタッフの能力開発は職能給から

- ●A4判変型
  140ページ
- ●定価5,145円
- ●本体4,900円
  税5％

スタッフの定着のためには、スタッフの働きがいを同時につくっていけるような教育、成長や能力に応じたシステムづくりのためのノウハウが必要となる。本書は、「能力開発」と「能力給」という観点から歯科医療スタッフの働きがいをつくり、経営を安定させる歯科チーム医療の運営術、ノウハウをわかりやすく実践しやすいようにまとめたものである。

石井勝利＝監修・著

1時間でわかる
高所得者のためのかしこいお金の運用学

- ●B6判
  197ページ
- ●定価2,835円
- ●本体2,700円
  税5％

これだけは知っておきたいお金を運用するための基礎知識／金融商品を上手に選択するポイント／代表的な金融商品の特長を知っておこう／生命保険に上手に加入する知恵／これだけは知っておきたい保険の基礎知識／外国の金融商品を買う時のコツ／ワンルームマンションのうま味と注意点。

高津茂樹/植木清直/大野粛英＝監修

診療室が変わる本 −すぐに役立つアイディア100−

- ●A4判変型
  240ページ
- ●定価6,932円
- ●本体6,602円
  税5％

「医院広告に関するアイディア」「地縁作り」「口コミ促進・マスコミ活用法」「医院のイメージアップ」「待合室の有効利用」「患者や地域を考慮した診療室づくり」の6章から成る、患者さんに歯科医療サービスを提供するための100項目を掲載したアイディア集

●歯科医院経営のノウハウがいっぱい！

小山隆洋＝著
1時間でわかる歯科医院の経理入門

- ●B6判
  177ページ
- ●定価2,650円
- ●本体2,524円
  税5％

どうも経理が苦手である、経理を知らないと歯科医院はやっていけないと考えている、せめて会計事務所の人と話し合えるレベルの経理知識を身につけたい、そしてこれから開業しようと考えている先生に、歯科医院の経理が簡単にわかるように、ていねいにやさしく解説する。

小山隆洋＝著
1時間でわかる歯科医院の経営分析入門

- ●B6判
  177ページ
- ●定価2,650円
- ●本体2,524円
  税5％

経営分析の概要と基礎知識をコンパクトにまとめている。総資本経常利益率と損益分岐点を中心に、利益のあがる仕組み・構造ができているかどうか、その具体的方法と対策を解説している。左右2ページで1項目をとりあげ、左ページの説明の要点を、右ページに図解し、わかりやすくしている。

新しい時代の歯科医院経営理念の構築とその実践のための月刊誌
歯科医院経営

- ●A4判
  毎月10日発行
- ●定価1,680円
- ●本体1,600円
  税5％
  （年間購読料）
- ●定価20,160円
- ●本体19,200円
  税5％

良質の歯科"医療サービス"を提供するためのマーケティング的思考や具体策をはじめ、医療サービス提供の担い手であるスタッフ教育、院内外で役に立つコミュニケーション技法、医院経営に欠かせないキャッシュフローの知識、増患と医院の収益アップへつながる戦略・コツ・事例、医院のリニューアルのポイント、歯科医院経営の落とし穴、異業種に学ぶ顧客獲得のノウハウ、投資・法律・税金の知識など、即役に立つ内容が盛りだくさん。